Thieme

Das OAE-Handbuch

Otoakustische Emissionen
in der Praxis

Sebastian Hoth
Katrin Neumann

66 Abbildungen

Georg Thieme Verlag
Stuttgart · New York

Die Autoren

Prof. Dr. rer. nat. Sebastian Hoth
Leiter der Audiologie
Univ.-HNO-Klinik
Im Neuenheimer Feld 400
69120 Heidelberg

Prof. Dr. med. Katrin Neumann
Leiterin der Abt. Pädaudiologie
Klinik für Phoniatrie und
Pädaudiologie
Johann Wolfgang Goethe-Universität
Theodor-Stern-Kai 7
60590 Frankfurt/Main

Bibliographische Information -
der Deutschen Nationalbibliothek

Die Deutsche Nationalbibliothek verzeichnet diese Publikation in der Deutschen Nationalbibliographie; detaillierte bibliografische Daten sind im Internet über http://dnb.d-nb.de abrufbar.

Rüdigerstraße 14
D-70469 Stuttgart
Telefon: + 49/07 11/89 31-0
Unsere Homepage: www.thieme.de

Printed in Germany

Umschlaggestaltung: Thieme Verlagsgruppe
Umschlaggrafik: Martina Berge, Erbach
Satz: Mitterweger & Partner GmbH, Plankstadt, gesetzt auf 3B2
Druck: Druckhaus Götz GmbH, Ludwigsburg

ISBN 3-13-142561-X
ISBN 978-3-13-142561-4

Einige Worte zuvor

Otoakustische Emissionen sind eigentlich gar nicht messbar, denn ihre Intensität ist zu klein und sie sind in zu hohem Maße von Störeinflüssen überlagert. Aus diesem Grund haben sie sich nach ihrer Postulierung durch *Thomas Gold* im Jahr 1948 ganze 30 Jahre lang dem experimentellen Nachweis entzogen. Aber ähnlich wie der Mount Everest heute von nahezu jedem wohlhabenden Touristen bestiegen werden kann, obwohl er vor der Erstbesteigung durch *Sir Edmund Hillary* als unbezwingbar galt oder ebenso wie das erste Klavierkonzert von *Tschaikowskij* heute zum Repertoire eines jeden Nachwuchspianisten gehört, obwohl es zu Lebzeiten des Komponisten von den großen Virtuosen seiner Zeit als unspielbar bezeichnet wurde – ebenso sind die Probleme bei der Messung der otoakustischen Emissionen seit der Pionierleistung von *David Kemp* im Jahr 1978 nicht nur gelöst, sondern scheinbar sogar verschwunden. Otoakustische Emissionen *sind* heute messbar – und zwar prinzipiell jederzeit und überall.

Dennoch besteht keine Gewähr dafür, dass jeder Versuch, otoakustische Emissionen zu messen, gelingen muss. Die Schwierigkeiten des Signalnachweises bestehen prinzipiell bei jeder einzelnen Messung in etwas anderer Form. Der Anwender muss die Urerfahrung des Entdeckers in kleinem Maßstab nachbilden. Er trifft immer wieder Bedingungen an, die den Signalnachweis erschweren oder verhindern. Es bestehen zahlreiche Fehlerquellen, die weder eindeutig erkennbar noch vollständig kontrollierbar sind. Zur Untersuchung der otoakustischen Emissionen beider Ohren eines Patienten gehören außer bei Screening-Geräten etwa 40 Handgriffe und Entscheidungen. Dem unerfahrenen Anwender der Methode unterlaufen Fehler, die weder für ihn noch für andere nachvollziehbar sein müssen und die mit zunehmender Erfahrung ohne erkennbaren Grund ausbleiben. Erst dann kommen die Einfachheit, Robustheit und Zuverlässigkeit, die zu Recht mit der Methode assoziiert werden, zum Tragen.

So wie für eine neue Funktionsprüfung die Anwendbarkeit, der diagnostische Nutzen und die Überlegenheit gegenüber früheren Tests erwiesen sind, verpflichtet ihre Verfügbarkeit zu ihrer Anwendung. Die otoakustischen Emissionen sind relativ schnell vom Experimentierfeld zum festen Bestandteil des audiometrischen Methodeninventars geworden. In einigen Bereichen, insbesondere bei der Früherkennung kindlicher Hörstörungen, spielen sie heute eine bislang unbesetzte Hauptrolle, in anderen ergänzen sie die etablierten Verfahren um ein leistungsfähiges differenzialdiagnostisch nutzbares Instrument. Die zu ihrer Anwendung notwendigen Kenntnisse sind in diesem Handbuch zusammengetragen. Dessen eher bescheidener Umfang macht deutlich, dass es sich um durchaus leicht erlernbare Grundlagen handelt.

Zur Fertigstellung dieses Buches haben viele Personen beigetragen. Zu ihnen zählen Frau Melanie Polzer, Frankfurt, Frau Katrin Gudmundsdottir, Heidelberg, und Herr Holger Rupp-Waibel, Heidelberg, sowie Frau Dr. Sabine Vogel und Herr Dr. Christian Urbanowicz vom Georg Thieme Verlag, Stuttgart. Ihnen allen sei an dieser Stelle für ihre Mitwirkung, Hilfe und Unterstützung herzlich gedankt.

Frankfurt und Heidelberg,
im Sommer 2006

Katrin Neumann
und Sebastian Hoth

Inhaltsverzeichnis

1 Grundlagen

Das Ziel der Audiometrie besteht darin, die Funktion des Hörsystems möglichst vollständig zu erfassen und Funktionsdefizite möglichst lückenlos zu erkennen und quantitativ zu beschreiben. Wird zu dem hiermit definierten Zweck eine mit dem Hörvorgang einhergehende und für ihn relevante physikalische Größe messtechnisch erfasst, so spricht man von objektiver Audiometrie – in Abgrenzung zu den psychoakustischen Methoden der subjektiven Audiometrie. Nach Möglichkeit möchte der Untersucher *alle* relevanten funktionellen Parameter des Gehörs erfassen: die Empfindlichkeit (Hörschwelle), das Intensitäts-, Frequenz- und Zeitauflösungsvermögen, die sprachliche Diskriminationsleistung und das akustische Lokalisationsvermögen. Weiterhin sollte die Untersuchung Information darüber erteilen, ob der Reiz bewusst wahrgenommen wurde und in welchem Teil des Hörsystems gegebenenfalls ein Funktionsdefizit vorliegt. Trotz der Vielfalt der heute verfügbaren Untersuchungsmethoden wird weder die subjektive noch die objektive Audiometrie diesen hohen Ansprüchen in vollem Umfang gerecht. Insbesondere entzieht sich der bewusste Hörvorgang bei den in der heutigen praktischen Audiometrie angewendeten Methoden dem objektiven Nachweis. Hingegen ist das differenzialdiagnostische Potenzial der objektiven Verfahren in ihrer Gesamtheit ganz beachtlich, da die einzelnen Methoden für definierte anatomische Strukturen und funktionelle Einheiten spezifisch sind.

1.1 Physiologischer Hintergrund

Bei geeigneter Reizung kann eine Vielzahl akustischer und elektrischer Reaktionen des Hörsystems ausgelöst und registriert werden.

Die akustischen Reizantworten oder evozierten otoakustischen Emissionen (EOAE) entstehen als Nebenprodukt der nichtlinearen aktiven Verstärkung des Schallsignals durch die äußeren Haarsinneszellen (*outer hair cells*, OHC) des Innenohres. Diese Sinneszellen besitzen die Fähigkeit zu aktiven Kontraktionen und Elongationen. Molekularbiologische Basis der Haarzellenmotilität ist die Aktion eines spannungsabhängigen Proteins in der Zellmembran der OHC, das wegen seiner Fähigkeit zur Erzeugung sehr schneller Bewegungen den Namen *Prestin* erhalten hat (*Dallos* und *Fakler* 2002, *Sziklai* et al. 2003). Durch ihre Bewegungen vergrößern die äußeren Haarzellen an einem eng umgrenzten und durch das frequenzabhängige Maximum der Wanderwelle festgelegten

Ort die Amplitude schwacher Schallsignale und erhöhen damit die Sensibilität und das Frequenzauflösungsvermögen des Gehörs.

Aktive Verstärkung bedeutet, dass dem Schallsignal Energie zugeführt wird.

Die OHC erleichtern dem Gehör den Nachweis des Schallsignals nur bei niedrigen Reizpegeln durch aktive Vorgänge. Dies hat zur Folge, dass die Signalverarbeitung des Innenohres von der Stärke des Eingangssignals abhängt. Ein solches Verhalten wird als nichtlinear bezeichnet. Zudem ist die für die Nichtlinearität ursächliche Haarzellaktivität auf den auf die Reizfrequenz abgestimmten Ort der Basilarmembran begrenzt; abseits dieses Ortes ist die Arbeitsweise von der Reizstärke weniger abhängig und somit weitgehend linear.

Nichtlineare Verstärkung bedeutet, dass die Verarbeitung des Schallsignals nicht von seiner Frequenz und seiner Intensität unabhängig ist.

Der Ort der besten Frequenzabstimmung wird durch seine Nichtlinearität und Aktivität zum Ausgangspunkt einer Wanderwelle (retrograde Wanderwelle), für deren Ausbreitung innerhalb der Kochlea (Hörschnecke) dieselben Gesetze gelten wie für die durch den Reiz ausgelöste primäre (anterograde) Wanderwelle. Dadurch gelangt die sekundäre Welle zum ovalen Fenster, von wo sie über die Gehörknöchelchen durch das Mittelohr übertragen und vom Trommelfell in den äußeren Gehörgang abgestrahlt wird. Hier kann sie mit einer geeigneten Messsonde als Schallsignal aufgezeichnet werden, soweit die Trennung vom Hintergrundgeräusch und dem gegebenenfalls anwesenden akustischen Reiz gelingt. Die Zusammenhänge zwischen Haarzellaktivität, Nichtlinearität, Hörschwelle, Frequenzauflösungsvermögen und OAE sind in Abb. 1.1 veranschaulicht.

Die Aktivität der äußeren Haarsinneszellen ...			
... verstärkt den Schall	... erzeugt eine sekundäre Wanderwelle	... ist auf niedrige Reizpegel begrenzt	... ist auf einen engen Frequenzbereich begrenzt
→ erhöhte Empfindlichkeit	→ TEOAE	→ Nichtlinearität	→ bessere Frequenzauflösung
→ niedrige Hörschwelle		→ Verzerrungen	
		→ DPOAE	

Abb. 1.1 Zusammenhänge zwischen Haarzellaktivität, Hörschwelle, Nichtlinearität, Frequenzauflösungsvermögen und OAE.

1.2 Einteilung der otoakustischen Emissionen

Die auf die beschriebene Weise entstehenden otoakustischen Emissionen (OAE) treten auf:

- ohne akustischen Reiz (*spontane OAE*, SOAE)
- ausgelöst bzw. *evoziert* durch einen akustischen Reiz (EOAE)
- als getriggerte oder *synchronisierte spontane Emissionen* (SSOAE).

Unter den EOAE besteht eine weitere Unterteilung, die sich primär am methodischen Vorgehen zu ihrer Messung orientiert:

- poststimulatorische, *nach* einem akustischen Reiz auftretende verzögerte Emissionen (*transitorisch evozierte OAE*, TEOAE)
- perstimulatorische, *während* der akustischen Stimulation auftretende OAE.

Zur Auslösung der perstimulatorischen OAE werden ausschließlich Sinusdauertöne verwendet:

- Besteht der Reiz aus einem einzigen Ton, so entstehen die *Stimulusfrequenz-Emissionen* (SFOAE), deren Frequenz mit der des Reizes übereinstimmt.
- Bei Reizung mit zwei Tönen entstehen neben den SFOAE die *otoakustischen Distorsionsprodukte* (*distortion product otoacoustic emissions*, DPOAE), deren Frequenz sich von den Frequenzen der Reiztöne unterscheidet.

Die Systematik aller genannten OAE-Typen ist in Abb. 1.**2** gezeigt.

Diagnostisch genutzt werden nahezu ausschließlich die TEOAE und die DPOAE, da spontane OAE auch bei normalhörenden Ohren bei weitem nicht immer anzutreffen sind und weil die Messung der SFOAE mit besonderen Schwierigkeiten verbunden ist. Gelegentlich kommt aber den SOAE durchaus praktische Bedeutung zu, da sie erstens als SSOAE die evozierten OAE beeinflussen und zweitens in seltenen Fällen großer Amplitude mit subjektiv hörbaren Ohrgeräuschen einhergehen.

Otoakustische Emissionen (OAE)			
Spontane otoakustische Emissionen (SOAE)	Evozierte otoakustische Emissionen (EOAE)		
	Poststimulatorische OAE	Perststimulatorische OAE	
	Transitorisch evozierte OAE (TEOAE)	Stimulusfrequenz-Emissionen (SFOAE)	Otoakustische Distorsionprodukte (DPOAE)

Abb. 1.**2** Einteilung und Nomenklatur der verschiedenen Formen von OAE.

1.3 Diagnostische Bedeutung der otoakustischen Emissionen

Die audiologische Bedeutung der OAE beruht darauf, dass die Funktion der äußeren Haarzellen bei nahezu allen klinisch relevanten Funktionsstörungen des Innenohres beeinträchtigt ist und sich dieses Funktionsdefizit unmittelbar in den OAE widerspiegelt: Eine verringerte Aktivität der OHC führt zu einer Abnahme der OAE-Amplitude und zu einer Anhebung der Hörschwelle. Allerdings darf umgekehrt nicht aus jeder Auffälligkeit der OAE auf einen Haarzellschaden geschlossen werden, da auch die Funktion des Mittelohres wesentlich in das Untersuchungsergebnis eingeht. Insofern erlaubt nur ein *normaler* OAE-Befund einen eindeutigen Rückschluss auf die Innenohrfunktion.

Durch ein Funktionsdefizit der äußeren Haarzellen gehen nicht nur die OAE verloren, sondern das betroffene Ohr büßt auch einen Teil seiner Empfindlichkeit, seiner Dynamikkompression und seines Frequenzselektionsvermögens ein. Die Folge sind eine erhöhte Hörschwelle, ein verringerter Dynamikbereich und eine schlechtere Diskrimination insbesondere von Sprache. Inwiefern durch Haarzellschäden auch das Zeitauflösungsvermögen des Gehörs beeinträchtigt wird, kann heute noch nicht mit Sicherheit gesagt werden.

Interindividuelle Variabilität

Neben dem Hörvermögen tragen folgende Faktoren zu einer *großen interindividuellen Variabilität* der OAE bei:

- Alter und Geschlecht des Probanden
- Eigenschaften des Gehörgangs
- Mechanische Eigenschaften der Basilarmembran
- Unregelmäßigkeiten im Aufbau des Corti-Organs
- Eigenschaften der Haarzellen
- Überlagerung mehrerer OAE-Quellen
- Spontane Aktivität.

Intraindividuelle Variabilität

Die *intraindividuelle* Variabilität der OAE ist nur sehr klein, d.h. die OAE eines Ohres sind weitgehend konstant, solange die Hörleistung unverändert ist. Den größten Beitrag zur intraindividuellen Variabilität leisten die nicht konstanten externen Störeinflüsse. Darüber hinaus bewirkt die efferente Steuerung der äußeren Haarzellen in nicht genau bekannter Weise aber sicherlich nur in geringem Maße eine Abhängigkeit der OAE von Umgebungsgeräuschen, Vigilanz und Aufmerksamkeit.

2 Messung der OAE

2.1 Das Messverfahren

2.1.1 Filterung von Störeinflüssen

Die Schwierigkeit bei der Messung aller Arten von otoakustischen Emissionen (OAE) besteht darin, dass ein Signal nachgewiesen werden soll, das eine sehr kleine Amplitude aufweist und von Störeinflüssen überlagert ist, deren Amplitude im Allgemeinen weitaus größer ist als die des Nutzsignals.

Bei den evozierten OAE (EOAE) ist unter den Störeinflüssen in erster Linie der akustische Reiz zu nennen, dessen Schallpegel typischerweise um 60 dB größer ist als der des physiologischen Signals (Abb. 2.**1**). Dies entspricht einem Amplitudenverhältnis von 1 : 1000 (bzw. einem Intensitätsverhältnis von 1 : 1 000 000). Hinzu kommen externe Störgeräusche und die mit der Atmung,

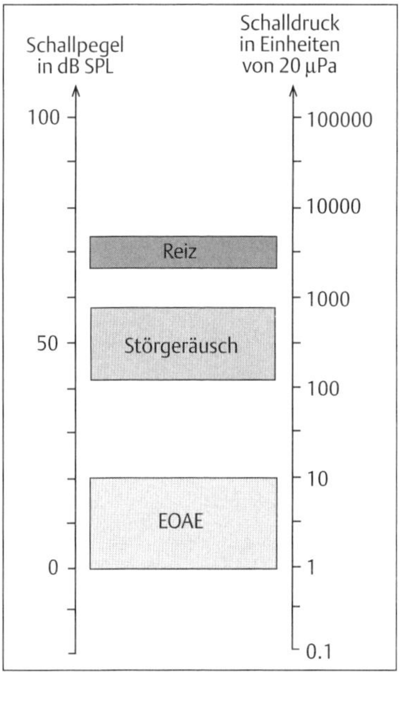

Abb. 2.**1** Größenverhältnisse der Signalbeiträge, die bei der OAE-Messung eine Rolle spielen.

dem Blutkreislauf und der Muskelaktivität des Patienten verbundenen Geräusche. Solange zur Begrenzung der Störungen keine besonderen Maßnahmen ergriffen werden, übertreffen sie das OAE-Signal um etwa 40 dB (entsprechend einem Amplitudenverhältnis von 1 : 100 bzw. einem Intensitätsverhältnis von 1 : 10 000).

Ein Signal, das mit Störungen dieser Größenordnung verunreinigt ist, kann nur mithilfe besonderer Maßnahmen aus dem Störgeräuschhintergrund rekonstruiert werden. Die Methoden, die hierfür angewendet werden, beruhen auf der Vermeidung oder Reduzierung von Störungen und der Trennung von Nutz- und Störsignal. Sie werden bei der Messung der OAE mit vier Ansätzen umgesetzt:

- *Abschirmung* von Störgeräuschen (unterstützt durch Maßnahmen zur Begrenzung der vom Patienten verursachten Störungen)
- *Artefaktunterdrückung*
- *Signalmittelung*

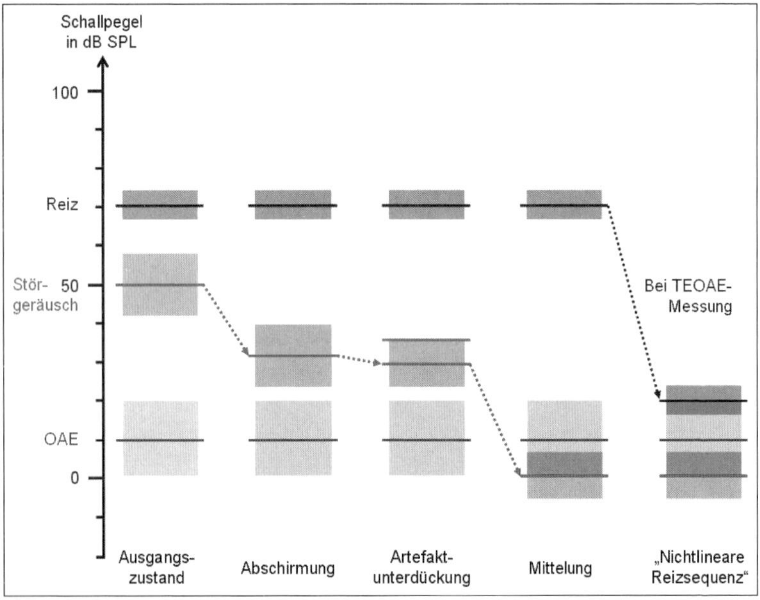

Abb. 2.2 Beeinflussung der Amplituden von Nutz- und Störsignal durch verschiedene Maßnahmen zur Verbesserung des Signal/Rausch-Verhältnisses (schematisch). Bis auf die „nichtlineare Reizsequenz" gelten alle gezeigten Maßnahmen sowohl für die TEOAE als auch für die DPOAE.

- *Kompensation des Reizartefaktes* (bei den TEOAE) durch Verwendung einer hierfür geeigneten Gestaltung des akustischen Reizes.

Durch diese Maßnahmen lässt sich erreichen, dass die Amplitude des Nutzsignals die der Störeinflüsse übertrifft (Abb. 2.**2**).

Akustische Abschirmung

Durch eine akustische Abschirmung kann der Störgeräuschpegel im Gehörgangsrestvolumen um ca. 20 dB reduziert werden. Ein schalltoter Raum (*Camera silens*) für die Unterbringung von Patient, Messsonde und Verstärker ist sehr nützlich aber nicht notwendig. Soweit die Messapparatur Geräusche verursacht, sollte sie sich in ausreichender Entfernung vom Patienten befinden oder durch eine Stellwand von ihm getrennt sein.

Eine gute Abdichtung des Gehörgangs durch die Messsonde mit passenden Ohrstöpseln verhindert zusätzlich das Eindringen von Störschall (Abb. 2.**3**). Bei Messungen in geräuschvoller Umgebung (z. B. im Operationssaal oder auf der Intensivstation) kann das Prüfohr durch Aufsetzen eines Kopfhörers oder einer Gehörschutzkapsel zusätzlich abgeschirmt werden.

Bei der Lagerung des Patienten ist darauf zu achten, dass durch Bewegungen insbesondere des Kopfes auf der Unterlage keine Geräusche entstehen. Zumindest bei Erwachsenen sollte die Messung am bequem und ruhig sitzenden, nicht am liegenden Patienten durchgeführt werden. Die Anschlussleitung der Sonde und gegebenenfalls Sondenschläuche sind so zu verlegen, dass sie unbewegt und stabil liegen ohne festgehalten werden zu müssen (Rumpelgeräusche!).

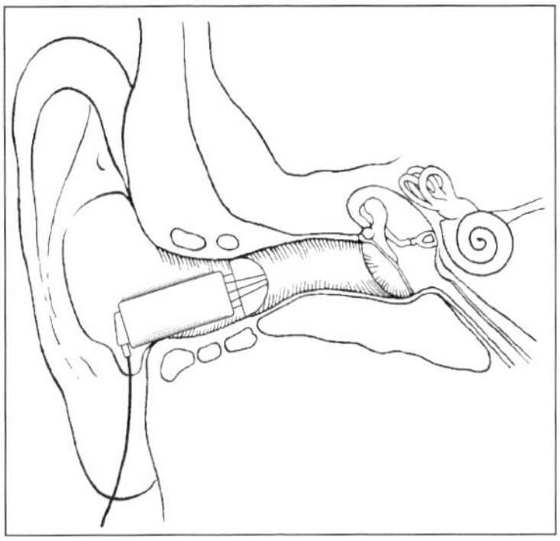

Abb. 2.**3** Lage der Reiz- und Messsonde im Gehörgang.

Nach Ausschöpfung aller Möglichkeiten zur Reduktion externer Geräusche verbleibt im Gehörgangsrestvolumen ein durch nicht abschirmbare patienteneigene Geräusche (Atmung, Herzschlag, Blutkreislauf, Muskeln) verursachter Restpegel von 30–40 dB.

Artefaktunterdrückung

Für den Nachweis der otoakustischen Emission muss das akustische Signal im Gehörgang viele Male registriert und verwertet werden. Da es fast keinem Probanden oder Patienten möglich ist, während der gesamten Dauer der Messung unverändert ruhig zu bleiben, unterscheiden sich die einzelnen Signalabschnitte im allgemeinen in Hinblick auf ihren Anteil an Störeinflüssen.

Die Artefaktunterdrückung verbessert das Verhältnis der Amplituden von OAE und Störgeräusch (Signal/Rausch-Verhältnis) durch die Auswahl der am wenigsten gestörten Signalabschnitte. Ohne diese Maßnahme würde das Endergebnis ähnlich wie bei der Bildung des Mittelwertes aus Schulnoten sowohl von guten als auch von schlechten Teilergebnissen abhängen. Anders als bei der Mittelung von Schulnoten können aber hier ungünstige Einzelbeiträge weggelassen werden, um das Endergebnis günstig zu beeinflussen.

Die Artefaktunterdrückung bewirkt keine wirkliche Abschwächung des Störgeräusches, sondern eine Verbesserung der mittleren Qualität durch Unterbrechung der Messwerterfassung zu Zeiten ungünstiger Messbedingungen. Der hierfür zu entrichtende Preis besteht in der Verlängerung der Messzeit.

Ein Signalabschnitt wird definitionsgemäß als Artefakt bezeichnet, wenn die Amplitude mindestens eines seiner Messwerte eine willkürlich vorgegebene Grenze überschreitet (bzw. das Negative dieser Grenze unterschreitet).

Da die Größe des physiologischen Signals bei konstanten Reizbedingungen unveränderlich ist, werden durch die Verwerfung der Signalabschnitte mit großer Amplitude diejenigen mit einem günstigen Signal/Rausch-Verhältnis ausgewählt. Der Untersucher steuert die Effizienz der Auswahl durch die Festlegung einer geeigneten Amplitudengrenze:

- Eine sehr niedrig gelegte Grenze ist mit einer sehr kritischen Auslese der am wenigsten kontaminierten Signalabschnitte gleichbedeutend. Sie erhöht die Qualität des Ergebnisses, die Messung dauert aber sehr lange und es werden möglicherweise viele Signalabschnitte verworfen, die durchaus verwertbar sein könnten.

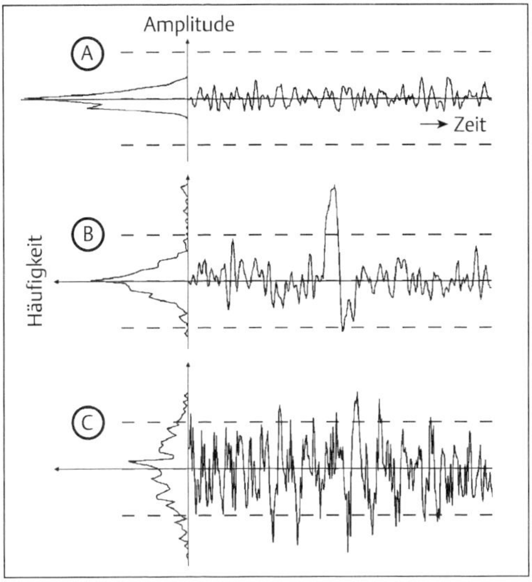

Abb. 2.**4** Darstellung charakteristischer Zeitabschnitte des Mikrophonsignals und der zugehörigen Amplitudenhistogramme zur Demonstration von Wirkung und Handhabung der Artefaktunterdrückung. **A:** ruhige Bedingungen, Artefaktgrenze (gestrichelte Linie) eher zu hoch eingestellt; **B:** singuläre Störungen, sinnvoll eingestellte Artefaktgrenze; **C:** unruhiges Signal: Artefaktgrenze eher zu niedrig eingestellt.

- Eine sehr hoch gelegte Grenze hingegen arbeitet nach dem Prinzip „schnell und schlampig".

Eine wertvolle Hilfe bei der Abwägung zwischen guter Qualität und großem Zeitbedarf leistet das Amplituden- oder Pegelhistogramm, welches die individuelle statistische Verteilung des Geräuschpegels im Gehörgang wiedergibt (Abb. 2.**4**). Es empfiehlt sich, die Artefaktschranke knapp unter den oberen Rand der glockenförmigen Verteilung zu legen, sodass nur ungewöhnlich große Amplituden und Abweichungen vom Normalzustand zur Verwerfung des Signalabschnitts führen.

Die Unterdrückung von Artefakten muss den individuellen Bedingungen angepasst werden.

Signalmittelung

Den entscheidenden Beitrag zur Verbesserung des Signal/Rausch-Verhältnisses und damit zur Darstellung des Nutzsignals leistet die Signalmittelung. Sie beruht auf der mehrmaligen Registrierung gleichwertiger, aber wegen des Zufallscharakters des Störgeräusches niemals identischer Signalabschnitte.

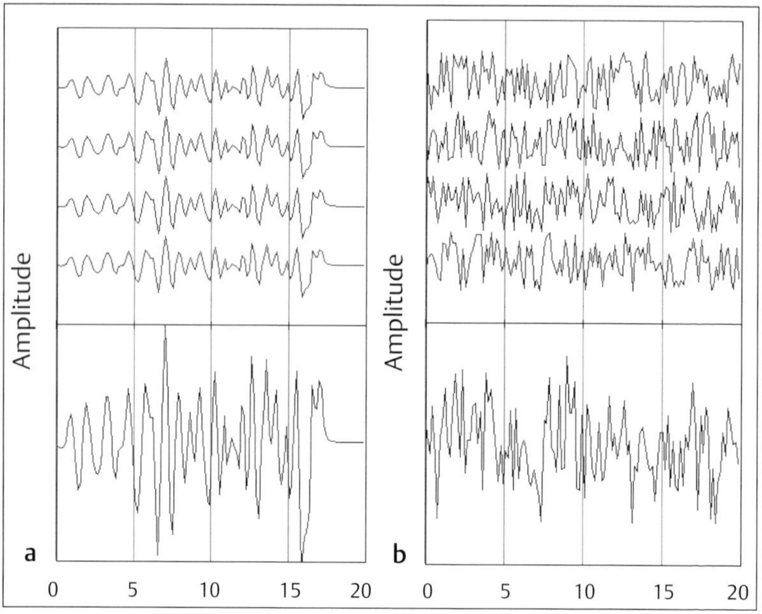

Abb. 2.**5** Durch die Summation von mehreren Signalabschnitten, die aus OAE und Rauschen zusammengesetzt sind, verbessert sich das Signal/Rausch-Verhältnis, da die Amplitude der Emission (**a**) in stärkerem Maße zunimmt als die des Rauschens (**b**).

Weil das unveränderliche OAE-Signal in allen registrierten Abschnitten dieselbe Gestalt hat, verhält es sich bei Summation prinzipiell anders als das stochastische Rauschen: Das Nutzsignal nimmt streng proportional zur Zahl der Additionen zu, das Störgeräusch hingegen wächst unter bestimmten Voraussetzungen proportional zur Wurzel aus der Zahl der Additionen (Abb. 2.**5**). Bei Verarbeitung von vier Registrierungen vervierfacht sich somit die Amplitude der OAE, während die Amplitude des Störgeräusches sich lediglich verdoppelt. Auf diese Weise wird die *relative* Amplitude des Restrauschens mit steigender Zahl von Mittelungen immer kleiner und es gelingt schließlich, die allen Signalabschnitten gemeinsamen Anteile herauszuarbeiten.

Es ist wichtig zu betonen, dass die Mittelung lediglich das *Verhältnis* der Amplituden von Signal und Rauschen beeinflusst: Während der Summation nimmt die Amplitude des Störsignals langsamer zu als die des Nutzsignals (Abb. 2.**6**). Die Division der summierten Kurve durch die Zahl der Summationen normiert die Amplituden auf kleinere und auch bei unterschiedlicher Zahl von

Mittelungen miteinander vergleichbare Zahlen. Das Rauschen wird zum Restrauschen, es verschwindet aber niemals vollständig.

Störbefreiungsgewinn

Die Wirksamkeit der Mittelung wird durch den Störbefreiungsgewinn beschrieben, der nur von der Zahl der Mittelungen, nicht aber von den individuellen Nutz- und Störgeräuschpegeln abhängig ist. Bei N = 1000 Mittelungen beträgt der theoretisch zu erwartende Störbefreiungsgewinn $G = 10\,dB \times \log N = 30\,dB$, d.h. das Signal/Rausch-Verhältnis ist in der gemittelten Kurve um 30 dB größer als in der ungemittelten Einzelregistrierung. Ob dies für die Rekonstruktion des Nutzsignals zu wenig oder zu viel ist, hängt von den individuellen Bedingungen ab.

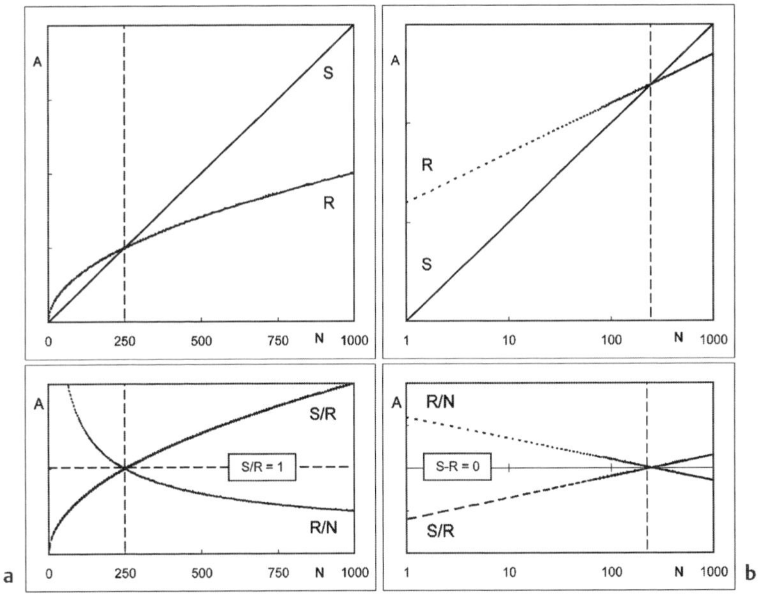

Abb. 2.**6** Unterschiedliche Zunahme der Amplituden (A) von Signal (S) und Rauschen (R), abhängig von der der Zahl (N) der Summationen. Die Amplituden von OAE und Störgeräusch sind bei 250 Mittelungen gleich groß, für größere Summationszahlen ist das Signal/Rausch-Verhältnis S/N > 1 bzw. die Differenz der zugehörigen Pegel > 0 dB. Bei ungünstigeren Verhältnissen (höherer Störgeräuschpegel oder kleinere Emissionsamplitude) liegt der Schnittpunkt bei größeren Werten von N. Die Bilder **a** und **b** enthalten dieselbe Information, allerdings mit logarithmischer Darstellung von N und A in **b**.

Der Gewinn der Signalmittelung hängt nur von der Zahl der Mittelungen ab, das Ergebnis hingegen zusätzlich von den individuellen Bedingungen.

2.1.2 Durchführung der Messung

Während der Durchführung der Messung kommt dem Untersucher die Aufgabe zu, die Lage der Artefaktgrenze den oben angegebenen Kriterien entsprechend zu steuern, den Fortgang der Messung unter Einbeziehung der Stabilitätskriterien für den Reiz zu beobachten und über einen Abbruch oder eine vorzeitige Beendigung der Messung zu entscheiden:

- wenn unzulässige Bedingungen eingetreten sind
- wenn die aus dem Messsignal rekonstruierte Reizantwort zuvor festgelegten Kriterien an die Nachweissicherheit genügt
- wenn die erzielte Qualität der Messung maßgeblich des Restrauschens ausreicht oder
- wenn ein gegebenes Zeitlimit erreicht oder überschritten wurde.

Hierbei sind verschiedene Ebenen zu unterscheiden: In einem Screening-Verfahren sind gemäß der Zielsetzung eines automatischen Ablaufs keine Interventionen des Untersuchers vorgesehen, bei diagnostischen Standardmessungen werden in der Regel zumindest für die Zahl von Mittelungen relativ starre Grenzen eingehalten und bei Untersuchungen mit speziellen Fragestellungen (z. B. Verlaufskontrollen mit differenzierter Analyse der zu verschiedenen Zeitpunkten durchgeführten Messungen) ist oftmals eine weit höhere Qualität des Signals zu fordern als sie für die bloße Überschreitung der Grenze eines statistisch gesicherten Signalnachweises ausreichend wäre.

Messsonde

Die Messung beginnt mit dem Einsetzen der Reiz- und Messsonde in den Gehörgang des Patienten. Die Sonde enthält einen oder zwei kleine Lautsprecher (Hörer) und ein empfindliches Mikrophon. Bei einer anderen Variante des Sondenaufbaus befinden sich die Wandler nicht innerhalb der Sonde, sondern in einem separaten Gehäuse, von wo sie über Silikonschläuche mit der Gehörgangssonde verbunden sind. Die für die OAE-Messung wichtigste Eigenschaft der Sonde ist ihr in Abhängigkeit von der Schallfrequenz dargestelltes akustisches Übertragungsverhalten (Frequenzgang in Abb. 2.**7**). Es wird im Gehörgang oder im „künstlichen Gehörgang“, einem in Form und Größe dem natürlichen Gehörgang nachgebildeten Volumen, gemessen.

Die Gehörgangssonde ist gegen Beschädigungen und Verschmutzung sehr empfindlich und ihr Zustand ist für die Qualität der Messung entscheidend. Regelmäßige Inspektion und Reinigung der Sonde und ihrer Bohrungen sind für die Zuverlässigkeit der Messungen unerlässlich. Neben der visuellen Inspektion gibt eine Testmessung im künstlichen Gehörgang Aufschluss über relevante Funktionseinbußen. Dies verdient bei den DPOAE besondere Aufmerksamkeit, weil hier, wie weiter unten näher ausgeführt wird, die Gefahr besonders groß ist, dass technische Defekte eine physiologische Antwort vortäuschen.

Vor dem Beginn der OAE-Messung werden die Position der Sonde und die akustischen Bedingungen im Gehörgangsrestvolumen getestet.

Checkfit

Die Messung der OAE hebt sich in einem Merkmal sehr vorteilhaft von den meisten anderen audiologischen Untersuchungsverfahren ab: Mithilfe des Sondenmikrophons können die Reizbedingungen im Gehörgang geprüft werden. Die dazu dienende, vor Beginn der eigentlichen Messung durchgeführte Prozedur wird als *checkfit* bezeichnet. Sie beruht auf der Registrierung eines Clickreizes und der Darstellung seiner Zeit- und Frequenzabhängigkeit (Spektrum in Abb. 2.**7**). Das Frequenzspektrum bzw. die Gehörgangsantwort (*ear canal response*) enthält im Idealfall einer guten Sondenanpassung alle Schallfrequenzen im Bereich von etwa 500 Hz bis etwa 5 kHz mit gleicher Intensität. Abweichungen von dieser Idealform stellen sich als Überhöhungen (Resonanzen) oder Kerben in eng umgrenzten Frequenzbereichen dar. Sie können die Qualität des Messergebnisses beeinträchtigen und sollten Anlass sein, die Lage der Gehörgangssonde durch Drehen oder Kippen zu verändern oder die Sonde mit einem besser geeigneten Ohrpassstück erneut einzuführen.

Nicht immer ist der Idealfall einer flachen Gehörgangsantwort erreichbar. Verbleibende Resonanzen oder Kerben sind bei der späteren Interpretation der Messung zu berücksichtigen: Eine Resonanz kann eine regelmäßige Emission definierter Frequenz vortäuschen, die sich aber im Falle der TEOAE an ihrem zeitlichen Abklingverhalten gegenüber physiologischen Signalen abgrenzen lässt. Kerben in der Gehörgangsantwort entstehen häufig durch ungenügende Abdichtung des Gehörganges. Sie haben zur Folge, dass auch in der gemessenen Emission die entsprechenden Frequenzen nicht enthalten obwohl eigentlich vorhanden sind. Gerade in dieser Situation wird offensichtlich, dass die Beurteilung der Emission ohne Einbeziehung der Gehörgangsantwort unvollständig ist.

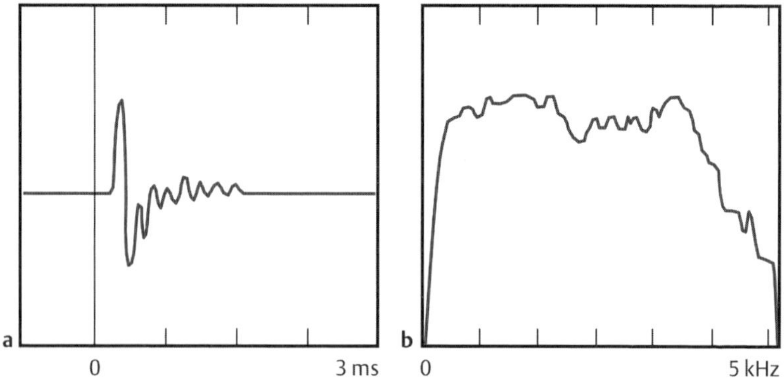

Abb. 2.7 **a:** Die Aufzeichnung des Schalldrucks im Gehörgang zeigt einen impulsartigen Zeitverlauf des Schalldrucks mit schnellem Anstieg und kurzer Abklingzeit. **b:** Durch rechnerische Transformation dieser Zeitfunktion in den Frequenzbereich erhält man das Frequenzspektrum des Clickreizes (Gehörgangsantwort), das alle Frequenzen zwischen etwa 500 Hz und 5 kHz mit nahezu konstanter Intensität enthält.

Anders als bei anderen audiometrischen Tests wird der Reizpegel bei der OAE-Messung nicht nur als Geräteparameter gewählt und eingestellt, sondern im Gehörgang gemessen. Dies ermöglicht die Wiederholung einer Messung unter reproduzierbaren Bedingungen und die automatische Einstellung von Standardbedingungen. Es ist allerdings zu beachten, dass das Sondenmikrophon nicht exakt den am Trommelfell wirksamen Reizpegel registriert. Allein wegen der Entstehung stehender Wellen hoher Frequenz ist es durchaus möglich, dass am Ort des Mikrophons für einzelne Frequenzen ein ganz anderer Schalldruck herrscht als in der Trommelfellebene. Auch wenn für diesen Effekt keine Kontrollmöglichkeit existiert, ist er bei der Beurteilung der Frequenzabhängigkeit der gemessenen Emission zu beachten.

Stabilität

Als weiterer Parameter zur Beschreibung der Eigenschaften des Reizes wird die Stabilität (*stability*) eingeführt. Die Stabilität ist eine Zahl, die als Korrelationskoeffizient aus zwei Registrierungen des Reizes zu Beginn und am Ende der Messung berechnet wird und deren Wertebereich sich von −100 bis +100 % erstreckt. Eine hohe Stabilität (nahe 100 %) ist gleichbedeutend damit, dass die zwei Registrierungen sich wenig oder gar nicht unterscheiden und somit wahrscheinlich konstante Reizbedingungen vorgelegen haben.

Weist die Stabilität einen kleineren Wert auf, so *können* Veränderungen eingetreten sein, da die zwei miteinander verglichenen Kurven nicht nur den (möglicherweise unveränderten) Reiz, sondern auch noch zufällige Störungen enthalten. Dadurch kann auch bei stabilen Reizbedingungen insbesondere bei niedrigen Reizintensitäten keine hohe Korrelation erwartet werden. Werden weitere Registrierungen des Reizes in kürzeren Zeitabständen einbezogen, so kann zusätzlich der Zeitverlauf des Korrelationskoeffizienten erfasst und mit den erwähnten Einschränkungen die Reizstabilität während der Messung nahezu lückenlos dokumentiert werden. Da die Reizsonde mit der Registriersonde identisch ist, sind über die Reizbedingungen auch die Messbedingungen kontrollierbar.

Eine hohe Stabilität ist in der Regel mit guten Messbedingungen gleichbedeutend; eine niedrige Stabilität muss aber nicht mit schlechten Messbedingungen gleichwertig sein.

2.2 Neugeborenen-Hörscreening

Eines der wichtigsten Anwendungsgebiete von OAE-Messungen ist das Neugeborenen-Hörscreening als Siebtest zur Früherkennung angeborener kindlicher Hörstörungen. Daher sollen an dieser Stelle die Zielsetzung eines solchen Screenings und die Umsetzung dieser Ziele durch ein Screening-Programm beschrieben werden. Die sich anschließenden Abschnitte behandeln die anwendbaren Messverfahren, die Messbedingungen und die Durchführung der Messung. Dabei ist es gelegentlich notwendig, auch auf ein zweites, nicht OAE-basiertes Screening-Verfahren einzugehen, nämlich auf die Messung der automatisiert ausgewerteten akustisch evozierten Hirnstammpotenziale (*automated auditory brainstem response*, AABR).

2.2.1 Konnatale Hörstörungen

Häufigkeit und Ursachen

Etwa ein bis zwei von tausend normal geborenen Kindern kommen mit einer Hörminderung zur Welt oder erwerben diese in der Neugeborenenphase (Prävalenzrate $\approx$ 1–2/1000 nach *Dalzell* et al. 2000). In einem Teil der Fälle sind die Ursachen dafür nicht auszumachen. In etwa der Hälfte der Fälle liegen Risikofaktoren für das Auftreten konnataler Hörstörungen vor (*Joint Committee on Infant Hearing* 1994, 2000):

- Genetische Defekte, die zur familiären Häufung von Hörstörungen führen können
- Infektionen in der Schwangerschaft, z. B. durch Röteln, Herpes, Toxoplasmose oder Zytomegalie
- Hörstörungsassoziierte Syndrome (gleichzeitiges Auftreten mehrerer Krankheitsbilder) wie das Alport-Syndrom (bei dem zur Hörstörung noch eine Störung des Gleichgewichtsorgans, der Nieren- und der Augenfunktion hinzutreten)
- Fehlbildungen des Kopfes, des Gesichts und der Ohren
- Extreme Unreife bei Frühgeburtlichkeit (Geburtsgewicht < 1500 g)
- Apgar-Werte von 0–4 nach 1 min oder 0–6 nach 5 min
- Beatmungspflichtige respiratorische Anpassungsstörungen
- Kritische Hyperbilirubinämie
- Die Anwendung innenohrschädigender (ototoxischer) Medikamente
- Neonatale bakterielle Meningitiden
- Notwendigkeit einer mehrtägigen Beatmung.

Letztlich müssen alle Krankheiten oder Bedingungen, die einen Aufenthalt von 48 oder mehr Stunden in einer neonatologischen Intensivstation erfordern, als potentielle Risikofaktoren angesehen werden, die zu einer Erhöhung der Prävalenzrate auf 1–3/100 führen (*Oudesluys-Murphy* et al. 1996).

Bedeutung

Werden konnatale Hörstörungen nicht frühzeitig – idealerweise in den ersten sechs Lebensmonaten – mit Hörhilfen oder hörverbessernden Operationen behandelt, so resultiert eine defizitäre Entwicklung von Hören und Sprache mit Lernstörungen, emotionalen, psychosozialen und kognitiven Folgen und Auswirkungen auf die Schulbildung, die Berufsausübung und die Familien der Betroffenen (*Yoshinaga-Itano* et al. 1998, *Neumann* 2002). Zwar sind die Reifung der Kochlea und die Nervenzellteilung im Hörsystem zum Zeitpunkt der Geburt abgeschlossen (*Pujol* und *Lavigne-Rebillard* 1992), es bedarf für ein funktionstüchtiges Hörsystem jedoch einer postnatalen Ausreifung der Hörbahn mit Axonaussprossung, Dendrito- und Synaptogenese, nachfolgender Rückbildung von überschießend angelegten Dendriten und Synapsen sowie einer Markscheidenreifung der Hörbahnneurone. Diese Reifungsprozesse gehen in Zeitfenstern vonstatten, den sensiblen Perioden, die für verschiedene Prozesse unterschiedlich lang sind. Die Dendritenentwicklung ist etwa nach 40 Lebenswochen abgeschlossen, die Markscheidenreifung etwa im dritten bis vierten Lebensjahr (*Klinke* 1999).

Die beschriebenen Reifungsprozesse laufen nur dann ungestört ab, wenn in den ersten Lebensmonaten eine Stabilisierung der sinnvollen neuronalen Verbindungen durch Schallreize stattfindet (*Klinke* et al. 2001). Damit besteht ein eng umrissenes Zeitfenster für die Behandlung konnataler Hörstörungen, die spätestens bis zum Ende der sensiblen Hauptphase der Hörbahnreifung, etwa mit Abschluss des ersten Lebensjahres, therapiert sein müssen, wenn nicht irreversible Schäden zurückbleiben sollen. Es gibt eine Reihe von Belegen dafür, dass früh versorgte Kinder umso mehr von ihrer Therapie profitieren, je früher der Versorgungszeitpunkt liegt (*Walger* 2000). So besuchten beispielsweise gemäß einer Erhebung von *Diller* (2006) 56% der Kinder, die im Alter von drei bis sechs Jahren mit einem Kochlea-Implantat (CI) versorgt wurden, eine Schwerhörigen- oder anderweitige Sondereinrichtung, wohingegen dieser Anteil bei Kindern, die vor Abschluss des dritten Lebensjahres versorgt waren, nur 24% betrug.

Ohne ein Neugeborenen-Hörscreening werden die beschriebenen Hörstörungen meist erst nach Ablauf der sensiblen Entwicklungsphasen versorgt. Daten des *Deutschen Zentralregisters für kindliche Hörstörungen* zufolge wurden noch im Jahr 2001 leichte Schwerhörigkeiten im Mittel im Alter von 6;5 Jahren diagnostiziert, mittlere mit 4;2 Jahren, hochgradige mit 2;3 Jahren und an Taubheit grenzende mit 1;8 Jahren (*Gross* 2001). Diesem auch weltweit beobachteten Missstand trug die Weltgesundheitsorganisation bereits 1995 Rechnung, indem sie ihre Mitgliedsstaaten aufforderte, nationale Konzepte für die Früherfassung von Hörschäden bei Säuglingen zu erarbeiten (*WHO* 1995).

2.2.2 Screening-Verfahren zum Nachweis konnataler Hörstörungen

Forderungen nach einem universellen Hörscreening für alle Neugeborene und Richtlinien dafür sind in verschiedenen internationalen Positionspapieren festgehalten (*NIH Consensus Statement* 1993, *Europäischer Konsens zum Neugeborenen-Hörscreening* 1998; *American Academy of Pediatrics, Task Force on Newborn and Infant Hearing* 1999; *Joint Committee on Infant Hearing* 1994, 2000). Auch in Deutschland wurden in einer *Interdisziplinären Konsensus-Konferenz für das Neugeborenen-Hörscreening* Empfehlungen für ein universelles Neugeborenen-Hörscreening erarbeitet (*Gross* 2005, *Pohlandt* 2005). In diesen werden als Screening-Techniken die Messung von OAE – hier insbesondere TEOAE – und die AABR empfohlen. Beide Verfahren messen im Vergleich zu früher angewendeten Methoden Leistungen des Hörsystems auf objektive Weise, d.h. ohne Mitwirkung des Neugeborenen, das für gute Messergebnisse idealerweise schlafen sollte, aber auch wach und ruhig sein kann.

Der Nachweis von OAE belegt die Funktionstüchtigkeit der äußeren Haarzellen (OHC). Daher deutet ihr Ausbleiben auf eine Störung auf der Strecke vom Schalleintritt in das Ohr bis zur Verarbeitung durch diese Sinneszellen hin. Es werden somit Außen- und Mittelohr sowie Teile des Innenohres erfasst.

Fehlende OAE bedeuten also nicht zwingend ein Funktionsdefizit der OHC, sie können auch durch eine Schallleitungsstörung verursacht sein.

AABR-Verfahren messen die über Oberflächenelektroden am Schädel abgeleitete reizkorrelierte Summenaktivität von Hörnerv und auditorischen Hirnstammregionen bis hin zum Vierhügelgebiet (Colliculus inferior) des Mittelhirns. Der Stimulus wird in kombinierten OAE/AABR-Screening-Geräten entweder über dieselbe Sonde wie auch der OAE-Stimulus appliziert oder über Schalen- oder Einsteckkopfhörer.

Das Ausbleiben der AABR weist auf eine Störung im Außenohr, im Mittelohr, im Innenohr (äußere und innere Haarzellen), im Hörnerven, in den auditorischen Hirnstammgebieten oder in den Neuronen des Colliculus inferior hin. Damit decken die AABR verglichen mit den OAE einen größeren Teil des Hörsystems ab. Allerdings liegen die Ursachen der allermeisten behandelbaren kindlichen Hörstörungen im peripheren Hörorgan und sind damit über die OAE erfassbar.

Aussagekraft

Die Zielsetzung eines Screening-Verfahrens besteht darin, mit möglichst wenig Aufwand eine möglichst sichere Aussage über die normale Funktion des untersuchten Organs zu erhalten. Dementsprechend zählt es nicht zu den Aufgaben einer Screening-Untersuchung, über eine evtl. vorliegende Funktionsstörung nähere qualitative oder gar quantitative Aussagen zu machen. Durch das Screening wird eine dichotome (nur aus zwei Möglichkeiten bestehende) Entscheidung über ein unauffälliges oder ein auffälliges Ergebnis getroffen, wobei auffällige Ergebnisse nicht mit Hörstörungen gleichzusetzen sind. Diese sind allerdings in der Menge der auffälligen Ergebnisse enthalten. Es wird also nicht eine Krankheit identifiziert, sondern die normale, ungestörte Funktion des Organs nachgewiesen. Gelingt dieser Nachweis nicht, dann ist eine Funktionsstörung des Gehörs neben Mängeln bei der Durchführung der Untersuchung und systematischen und zufälligen Messfehlern nur eine unter mehreren möglichen Ursachen.

Ein bestandenes Screening wird als PASS bezeichnet, ein nicht bestandenes mit REFER, FAIL oder CONTROL. Da ein nicht unauffälliges Screening-Ergebnis zunächst nichts weiter bedeutet als „ein PASS ist nicht geglückt", sind die Bezeichnungen REFER oder CONTROL treffender als FAIL – vor allem im Sprachgebrauch gegenüber den Eltern eines untersuchten Kindes. Die PASS-Rate gibt den (auf die Gesamtzahl der gescreenten Kinder bezogenen) Anteil der Kinder wieder, die das Screening bestanden haben, die REFER-Rate entsprechend den Anteil der Kinder, die das Screening nicht bestanden haben.

Beide Screening-Verfahren, OAE und AABR, arbeiten mithilfe von automatisierten Algorithmen zur Detektion der Antwort. Das bedeutet, dass der Untersucher nicht über spezielle audiologische Fachkenntnisse verfügen oder qualitative Bewertungen bzw. quantitative Auswertungen durchführen muss, sodass auch nicht audiologisch spezialisiertes Personal nach entsprechender Schulung ein Screening durchführen kann. In der Konsequenz kann die screenende Person für ein falsches Ergebnis auch nicht haftbar gemacht werden.

Für ein universelles, d.h. jedes Kind erfassendes Hörscreening ist es nötig, nicht nur die Screening-Technik im Blick zu haben, sondern auch die Logistik eines kompletten Screening-Programms einer Region oder eines Landes, um dem eigentlichen Ziel des Screenings gerecht zu werden: der Vorverlegung des Therapiezeitpunktes konnataler Hörstörungen im Vergleich zu dem in einer nicht systematisch gescreenten Population. Für das Erreichen dieses Zieles wurden in Deutschland bestimmte *Qualitätskriterien* entsprechend internationaler Richtlinien festgeschrieben (*Deutsche Gesellschaft für Phoniatrie und Pädaudiologie* 2001). Zu diesen zählen:

1. Erfassung so vieler Geburten einer Einrichtung bzw. Region wie möglich, mindestens aber 95%
2. Maximal 4% Testauffällige im Primär-Screening (das ein oder zwei Untersuchungen beinhaltet) für Normalpopulationen
3. Erfassung von mindestens 95% der Testauffälligen in einem *follow up* (Folgediagnostik)
4. Klare Organisation des *follow up*, Nennung qualifizierter regionaler Ansprechpartner
5. Abschluss der pädaudiologischen Diagnostik innerhalb von 3 Monaten
6. Weitere qualitätssichernde Maßnahmen (zentrale Erfassung und Auswertung qualitätsrelevanter Daten, hocheffektives Tracking, Anleitung und Supervision des screenenden Personals).

Die *Bemessung* der Qualität erfolgt nach allgemeinen Kennwerten, die einerseits für ein Verfahren und andererseits für das gesamte Screening-Programm charakteristisch sind. Für die Beschreibung dieser Kennwerte mit den in der Entscheidungstheorie gebräuchlichen Begriffen ist es nützlich, die möglichen

		Hörstörung		
		JA	NEIN	
Testergebnis	FAIL	**A**	B	A + B
	PASS	C	**D**	C + D
		A + C	B + D	

Abb. 2.**8** Mögliche Ergebnisse einer Screening-Untersuchung.

Ergebnisse einer Screening-Untersuchung in einer tabellarischen Übersicht (Abb. 2.**8**) zu veranschaulichen.

Für die Ergebnisse des Hörscreenings bestehen somit folgende vier Möglichkeiten (nach *Welzl-Müller* et al. 2003):

A Hörgestörte, die im Screening auffällig waren (richtig positiv = *hits*)
B Normalhörende, die im Screening auffällig waren (falsch positiv = *false alarms*)
C Hörgestörte, die das Screening bestanden haben (falsch negativ = *misses*)
D Normalhörende, die das Screening bestanden haben (richtig negativ = *correct rejections*).

Aus diesen möglichen Screening-Ergebnissen lassen sich die wichtigsten Kennwerte des Screenings berechnen, nämlich die Spezifität und die Sensitivität sowie der positive und der negative Vorhersagewert.

Spezifität

Die *Spezifität* beschreibt die Fähigkeit eines Tests, möglichst nur Hörgestörte zu detektieren. Sie gibt den prozentualen Anteil Neugeborener an, die das Screening bestanden haben *und* normal hören – bezogen auf alle gescreenten normalhörenden Säuglinge. Sie sollte für eine Normalpopulation nicht unter 96 % liegen und berechnet sich nach:

$$\text{Spezifität} = D/(B+D).$$

Die Spezifität kann mit der PASS-Rate übereinstimmen, falls sich in einer Population kein hörgestörtes Kind befindet. In Kohortenstudien liegen die Werte meist dicht beieinander, da die Prävalenzrate für konnatale Hörstörungen sehr klein ist.

Ein einfaches Rechenbeispiel verdeutlicht den Unterschied: Bestehen in einer Population von 1000 Neugeborenen 960 das Screening, so liegt die PASS-Rate bei 960/1000 = 96,0 %. Diese würde exakt der Spezifität entsprechen, wenn sich kein hörgestörtes Kind in der Population befände. In dem Fall, dass ein hörgestörtes Kind darunter ist, beträgt die Spezifität hingegen 960/999 = 96,1 %.

Sensitivität

Die *Sensitivität* spiegelt die Fähigkeit eines Verfahrens oder Tests wider, alle Babys mit Hörstörung auszufiltern. Sie entspricht dem Anteil der Neugeborenen, die das Screening nicht bestanden haben *und* hörgestört sind – bezogen auf die Population der gescreenten hörgestörten Säuglinge. Sie sollte für eine Normalpopulation nicht unter 99 % liegen, d. h. von 100 hörgestörten Kindern in einer gescreenten Population sollen mindestens 99 % durch das Screening herausgefiltert werden. Die Sensitivität berechnet sich folgendermaßen:

Sensitivität = A/(A + C).

Positiver Vorhersagewert

Der positive Vorhersagewert (*positive predictive value*, PV+) gibt die Wahrscheinlichkeit an, dass bei nicht bestandenem Screening tatsächlich eine Hörstörung vorliegt:

PV+ = A/(A + B).

Negativer Vorhersagewert

Entsprechend gibt der negative Vorhersagewert (*negative predictive value*, PV–) die Wahrscheinlichkeit dafür an, dass bei bestandenem Screening tatsächlich Normalgehör vorliegt:

PV– = D/(C + D).

Bewertung

Beide Verfahren, OAE und AABR, gewährleisten eine hinreichend genaue Trennung zwischen unauffälligen – und damit in der Regel auch gesunden – und auffälligen Ohren, die weiterer Untersuchungen bedürfen. OAE-Messungen sind schneller, einfacher in der Anwendung und günstiger in Hinblick auf die Gerätekosten. Zudem sind sie sensitiver in der Detektion geringgradiger Hörverluste, sofern diese für das Zustandekommen eines fehlenden OAE-Nachweises verantwortlich sind (*Johnson* et al. 2005). Sie haben damit weltweit große Verbreitung erfahren.

Ihr Nachteil besteht in einer höheren Empfindlichkeit gegen Verlegungen des äußeren Gehörgangs mit Debris, Vernix caseosa („Käseschmiere“, die

Tabelle 2.**1** Verfahrensspezifische PASS-Raten (*Neumann* et al. 2003)

Alter	Alle	1. Tag	2. Tag	3. Tag	4. Tag	5. Tag	6. Tag	> 6. Tag
TEOAE	95,3	89,2	95,3	100	100	100	100	100
AABR	98,6	95,3	100	96,0	100	100	100	100

das Neugeborene umgibt) oder des Mittelohres mit Fruchtwasser, wie es in den ersten 48 Lebensstunden häufig auftritt (*Kok* et al. 1992, *Gross* 2005). Im Hinblick auf Schallleitungsstörungen übertrifft die Empfindlichkeit der OAE grundsätzlich die der AABR. Daher weisen AABR-Messungen in den ersten 48 Lebensstunden höhere PASS-Raten auf. Das wird deutlich anhand Tabelle 2.1, in der die PASS-Raten von 474 normal geborenen Neugeborenen für OAE und AABR, gemessen mit einem kombinierten OAE-AABR-Gerät, in Abhängigkeit vom Lebensalter wiedergegeben sind (*Neumann* et al. 2003).

Sind in Tabelle 2.**1** nur die *verfahrensspezifischen* PASS-Raten gezeigt, die sich aus der Gesamtzahl der mit Ergebnis durchgeführten Screenings und der Zahl der bestandenen Screenings errechnet, so stellt Tabelle 2.**2** die *tatsächlichen* PASS-Raten dar, die man erhält, wenn man alle Kinder einbezieht, bei denen eine Messung eingeleitet wurde:

Man spricht hier von der Studien- oder Programm-PASS-Rate. Sie berücksichtigt den Umstand, dass es eine Anzahl von Kindern mit inkompletten oder gar nicht begonnenen Messungen gibt, die einer erneuten Messung unterzogen werden müssen. Der Anteil solcher Kinder ist für AABR-Verfahren höher als für OAE-Verfahren, da bei ersteren mehr Unruhe durch die Präparation der Haut, das Aufkleben der Elektroden und die längere Messdauer entsteht (Abb. 2.**9**). Somit gleicht sich der verfahrensspezifische Vorzug des AABR- gegenüber dem OAE-Screening in den ersten beiden Lebenstagen teilweise wieder aus. Die Programm-PASS-Rate gibt die tatsächlich in der Praxis vorliegenden Verhältnisse wieder, ebenso wie die aus ihr berechnete Programm-Speziftät und ist damit Grundlage für Effektivitäts- und Effizienzanalysen des Screenings. Beide Variablen hängen entscheidend von den Screening-Bedingungen ab.

Tabelle 2.**2** Tatsächliche PASS-Raten (*Neumann* et al. 2003)

Alter	Alle	1. Tag	2. Tag	3. Tag	4. Tag	5. Tag	6. Tag	> 6. Tag
TEOAE	93,0	85,7	92,7	94,8	97,9	95,8	100	98,6
AABR	94,0	84,7	91,5	96,0	100	91,3	100	98,1

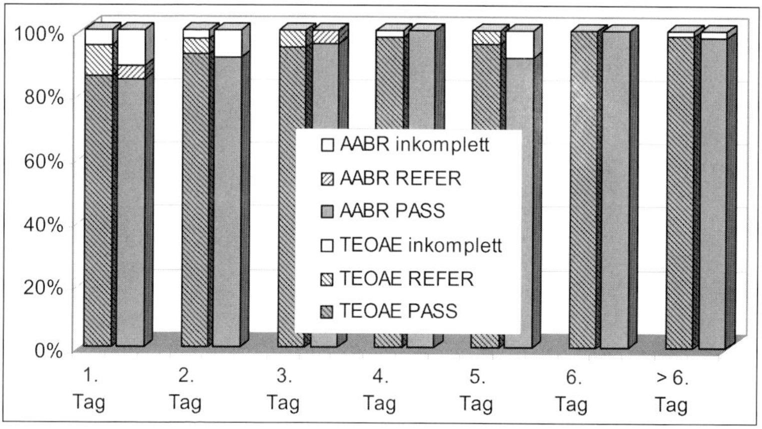

Abb. 2.**9** Tatsächliche (Studien- oder Programm-)PASS-Raten für ein TEOAE- (linke Säulen) und ein AABR- (rechte Säulen) Neugeborenen-Hörscreening mit demselben Gerät. In dieser Studien- oder Programm-PASS-Rate sind auch die abgebrochenen oder nicht zustande gekommenen Messungen berücksichtigt (*Neumann* et al. 2003).

Tabelle 2.**3** zeigt, wie sich die Verfahren hinsichtlich der reinen Gerätemessdauer, der gesamten Untersuchungsdauer, der PASS-Rate und der Verfahrens-Spezifität unterscheiden (*Neumann* et al. 2003).

Die mittlere *Messdauer* war in dieser Untersuchung mit einohrigen Screenings für ein TEOAE-Verfahren etwa halb so lang wie für ein AABR-Verfahren. Die *Untersuchungsdauer* mit Vorbereitung des Babys, Messung und Dokumentation hängt natürlich von den Untersuchungsbedingungen, dem Geschick der Untersucher und der Logistik des Screenings ab. Sie ist auch deshalb für ein AABR-Verfahren deutlich länger als für ein TEOAE-Verfahren, weil das Aufkle-

Tab. 2.**3** Unterschiede der Messverfahren (*Neumann* et al. 2003)

Methode	N	mittlere Messdauer (s)	mittlere Untersuchungsdauer (min)	PASS-Rate nach 1 Test (%)	Verfahrens-Spezifität (%)
TEOAE	474	22	4:05	94,8	95,4
AABR	365	43	6:17	98,3	99,6
TEOAE + AABR	365	98	6:59	98,3	99,6

ben der Elektroden und die vorherige Hautpräparation mehrere Minuten beanspruchen. Die PASS-Raten nach nur einem einzigen Test betrugen für das TEOAE-Verfahren annähernd 95% und überschritten 98% bei Hinzunahme der AABR-Messung. Die Verfahrens-Spezifitäten lagen über 95% für das TEOAE- und über 99% für das AABR-Verfahren.

Während der letzten Jahre gewannen kombinierte OAE-AABR-Verfahren für ein Neugeborenen-Hörscreening weltweit an Bedeutung, und die *National Institutes of Health* empfahlen bereits 1993 für die USA ein solches Screening nach einem Zwei-Stufen-Protokoll (*NIH Consensus Statement* 1993). Letzteres beinhaltet die Messung von OAE und bei deren Testauffälligkeit nach einem oder mehreren Tests eine sich anschließende AABR-Messung. Ein solches Vorgehen verknüpft die Vorzüge der kurzen Messdauer, einer niedrigen Detektionsschwelle (30 dB) und niedriger Kosten für Verbrauchsmaterialien von OAE-Messungen mit denen einer höheren Spezifität und der Erfassung einer längeren Strecke des Hörsystems von AABR-Messungen. Somit erhalten mehr als 90% der zu screenenden Säuglinge eine OAE-Messung (Spezifität bei einmaligem Test ca. 95%) und die dann auffälligen Kinder einen AABR-Test. Das führt zu einer Verbesserung der PASS-Rate auf 96-98% (*Norton* et al. 2000, *Helge* et al. 2005) und der Spezifität und ist letztlich das kostengünstigste Screening-Protokoll (*Heinemann* und *Bohnert* 2000, *Neumann* et al. 2006a). Außerdem bringt die Verfügbarkeit eines zweiten Verfahrens bei unsicheren oder mehrfachen widersprüchlichen Ergebnissen für das Personal eine zusätzliche Sicherheit in der Testdurchführung und -bewertung mit sich.

Effektivitäts- und Effizienzabschätzung verschiedener Screening-Verfahren

Im Folgenden wird am Beispiel der Ergebnisse des Hessischen Neugeborenen-Hörscreenings aus dem Jahr 2005 eine Effektivitäts- und Effizienzabschätzung verschiedener Screening-Verfahren dargestellt (*Neumann* et al. 2006a).

Angewandte Screening-Verfahren

Von 17 439 Neugeborenen, die im Jahre 2005 in der hessischen Hörscreening-Datenbank als gescreent erfasst wurden, erhielten 739 ein alleiniges AABR-Screening, 3750 ein alleiniges OAE-Screening und 12 950 ein kombiniertes OAE-AABR-Screening. Von den mit einem Kombinations-Screening untersuchten Kindern hatten 12 036 (92,9%) ein PASS durch alleinige OAE-Messungen, 914 (7,1%) benötigten zusätzliche AABR-Messungen. Für das OAE-Screening waren 2,10 Messungen (Median) pro Baby bis zum endgültigen Ergebnis nötig (eine Messung bezieht sich auf ein Ohr, d. h. ein binauraler Test benötigt zwei

Messungen), für das AABR-Screening 2,05 Messungen und für ein kombiniertes OAE-AABR-Screening 2,27 Messungen (2,15 OAE + 0,12 AABR).

Screening-Ergebnisse

Die REFER-Raten betrugen für das reine OAE-Screening 5,2 %, für das alleinige AABR-Screening 1,9 % und für das OAE-AABR-Kombinations-Screening 3,1 %. Insgesamt wurden 49 hörgestörte Kinder in dieser Kohorte entdeckt und versorgt, was einer Prävalenz von 2,8 / 1000 Kindern entspricht. Diese Rate ist etwas höher als üblich, weil durch das Hörscreening nun auch einseitige Hörstörungen erkannt werden, wohingegen die ansonsten üblichen Prävalenzangaben sich zumeist auf beidseitige Hörstörungen beziehen.

Die Hörstörungen der gescreenten Kinder wurden im Mittel mit 4,5 Monaten diagnostiziert und direkt im Anschluss therapiert, da die Versorgung an der diagnosestellenden Einrichtung erfolgte. Die Spezifität des gesamten Screening-Programms lag bei 97,2 %, die des alleinigen OAE-Screenings bei 95,0 %, die des AABR-Verfahrens bei 98,8 % und die des Kombinationsverfahrens bei 97,8 %. Diese Zahlen belegen zunächst die gute Eignung aller drei Verfahren für ein Neugeborenen-Hörscreening.

Die FAIL-Raten übersteigen die internationalen Richtlinien lediglich geringfügig für die OAE. Zusätzlich zu den 49 über ein Hörscreening entdeckten Kindern wurden 2005 noch 27 Kinder ohne ein Hörscreening als hörgestört entdeckt, womit über das Hörscreening bereits annähernd zwei Drittel der kindlichen Hörstörungen detektiert wurden. Das mittlere Diagnosealter bei den nicht gescreenten Kindern betrug 50,6 Monate. Das mittlere Alter aller in Süd- und Mittelhessen 2005 als hörgestört neu entdeckter, gescreenter und nicht gescreenter Kinder lag bei 21,5 Monaten und damit 2,5 Monate unter dem Bundesdurchschnitt (24 Monate im Jahr 2004). Damit bringt der zunehmende Anteil der durch ein Hörscreening aufgedeckten frühkindlichen Hörstörungen eine Senkung des Diagnose- und Therapiealters insgesamt mit sich. Für Gesamtdeutschland wurde durch die zunehmende Etablierung regionaler Neugeborenen-Hörscreening-Programme der mittlere Diagnosezeitpunkt von 31 (1998 bis 2001) auf 24 (2004) Monate vorverlegt (Daten des *Deutschen Zentralregisters für kindliche Hörstörungen* in *Neumann* et al. 2006b).

Diese Zahlen verdeutlichen nicht nur die Schlüsselrolle eines effektiv in der Fläche eines Landes umgesetzten Neugeborenen-Hörscreening-Programms sondern auch die Notwendigkeit einer zentralen Datenerfassung für die Qualitätskontrolle des Screenings. Letztere ist auch unabdingbar für ein *tracking*, das Nachverfolgen der Kinder, die trotz auffälligen Untersuchungsergebnisses nicht zu einer Bestätigungsdiagnostik vorgestellt werden. Obwohl die Eltern der im Screening auffälligen Kinder in der Geburtseinrichtung eine schriftliche und mündliche Befundmitteilung, eine Aufklärung über die Bewertung des Screening-Ergebnisses und die Notwendigkeit einer Nachfolgediagnostik sowie Adressen von *follow up*-Einrichtungen erhalten, stellt ein beträchtlicher

Teil von ihnen die Kinder nicht zu einer pädaudiologischen Nachuntersuchung vor (*Neumann* et al. 2004, *Korres* et al. 2006).

Wahl des Screening-Verfahrens

Natürlich wirken sich die Wahl des Screening-Verfahrens und die Screening-Durchführung entscheidend auf das pädaudiologische *follow up* aus. Ist die Programm-Spezifität zu gering, werden zu viele Eltern unnötig beunruhigt und drängen sich um die begrenzten Termine in den hoch spezialisierten pädaudiologischen Einrichtungen, deren Kapazität dann ineffektiv für die Nachuntersuchung zu vieler als falsch auffällig gescreenter Kinder eingesetzt wird. Neben der Verfahrens- und Geräteauswahl und der Herstellung geeigneter Untersuchungsbedingungen ist eine sorgfältige Schulung des screenenden Personals unerlässlich.

Kostenkalkulation

Wenige Bereiche des Gesundheitswesens werden so stark von Effektivitätsbetrachtungen und Kostenargumenten beherrscht wie die Einführung neuer Screening-Programme. Dies liegt daran, dass die diagnostische Effizienz ebenso wie die wirtschaftliche Bilanz empfindlich von der Leistungsfähigkeit der Methode abhängt. Werden durch ein Neugeborenen-Hörscreening viele Hörstörungen übersehen (niedrige Sensitivität), so scheidet die Methode von vornherein aus. Werden viele Normalfälle nicht als solche erkannt (niedrige Spezifität), so entstehen neben verunsicherten und beunruhigten Eltern unnötige Kosten.

Eine Kostenkalkulation für die o.g. Jahresdaten des hessischen Neugeborenen-Hörscreenings ergab unter Berücksichtigung von Personal-, Geräte- und Materialkosten für das Screening sowie der Kosten einer pädaudiologischen Nachfolgediagnostik für ein beidohriges OAE-Screening 5,38 € pro Messung, mit einem reinen AABR-Verfahren 9,56 € und mit einem Kombinationsverfahren 11,22 €, wenn beide Ohren mit OAE und AABR untersucht wurden, 10,52 € für beidohrige AABR- und einohrige OAE-Messungen, 10,17 € für beidohrige OAE- und einohrige AABR-Messungen und 9,47 €, wenn jeweils nur ein Ohr mit beiden Verfahren gescreent wurde (*Neumann* et al. 2006a). Wären alle Kinder mit nur einem der drei Verfahren gescreent worden, so hätte ein reines OAE-Screening der 17 439 untersuchten Neugeborenen bis zu einem endgültigen Screening-Ergebnis 98 480 € gekostet, ein alleiniges AABR-Screening 170 782 € und ein Kombinations-Screening 123 686 €. Für eine Einschätzung der Kosteneffizienz ist natürlich die Programm-Spezifität für jedes Verfahren einzubeziehen, denn von ihr hängt empfindlich ab, wie häufig falsch auffällige Ergebnisse zu eigentlich unnötigen Folgeuntersuchungen Anlass geben. Danach hätte ein reines OAE-Screening einschließlich der nötigen follow up-Untersuchungen für die 17 439 untersuchten Neugeborenen 279 844 € gekostet, ein alleiniges AABR-Screening 237 050 € und ein Kombinations-Screening 231 806 €. Damit erweist sich das Kombinations-Screening als das kosteneffizienteste Verfahren. Das Screening hätte damit pro entdecktem Fall für ein OAE-Screening 5711 € gekostet, 4838 € für ein AABR-Screening und 4268 € für ein Kombinations-Screening.

Die hier dargelegten Angaben decken sich größenordnungsmäßig mit den Kostenberechnungen von *Buser* et al. (1997), *Bretschneider* et al. (2001) und *Heinemann* und *Bohnert* (2000). Derartige Berechnungen sind natürlich im Fluss und jede Technologie- oder Tarifänderung wirkt sich auf die Kosten und ihre Relationen aus. Dessen ungeachtet gelten OAE-AABR-Kombinationsverfahren bereits seit vielen Jahren als die effizientesten (*NIH Consensus Statement* 1993).

Dem Aufwand steht der von der Einführung eines Neugeborenen-Hörscreenings zu erwartende Nutzen gegenüber. Er besteht in der früheren Erfassung und Versorgung hörgestörter Kinder und damit der Verbesserung ihrer Kommunikationsfähigkeit, ihrer Ausbildungsmöglichkeiten und ihrer Lebensqualität. Darüber hinaus sind auch finanzielle Einsparungen zu erwarten, insbesondere im Ausbildungsbereich, da mehr Kinder mit mittel- bis hochgradigen Hörstörungen wegen der optimalen Frühversorgung in Regel- statt in Sonderschulen ausgebildet werden können. Die dadurch bewirkte Einsparung wird pro Kind und Jahr auf 4500 € geschätzt. Für eine 12-jährige Schulausbildung würde das eine Kosteneinsparung von 54 000 € pro Kind ergeben (*Welzl-Müller* 1998). Die größte Einsparung ist jedoch durch eine Reduktion des lebenslangen Einkommensverlustes gegenüber Normalhörenden zu erwarten, falls es den Betroffenen mit der Unterstützung durch eine frühzeitige und effektive Therapie gelingt, qualifizierte Berufe auszuüben.

Kosten-Nutzen-Rechnungen für das Neugeborenen-Hörscreening werden trotz ihrer Unwägbarkeiten von Politik und Kostenträgern gefordert, um die Finanzierungswürdigkeit von Screening-Programmen zu überprüfen. Tatsächlich ist der Anfangsaufwand bei hörgestörten Kindern hoch, Diagnostik und früh einsetzende Therapie haben ihren Preis. Für US-amerikanische Verhältnisse wurden die lebenslangen Kosten einer angeborenen Hörstörung wie folgt berechnet: Direkte Kosten, die sich aus den Kosten der medizinischen und audiologischen Betreuung und einer lebenslangen Versorgung mit Hörgeräten zusammensetzen, wurden mit 75 000 $ veranschlagt, Kosten für Sprach- und Hörtraining im Kindesalter und den Besuch spezialisierter Einrichtungen mit 75 000 $ und Kosten für technische Hilfsmittel mit 100 000 $. Indirekte Kosten wie ein lebenslanger Einkommensverlust wurden mit 300 000–500 000 $ angesetzt. Diesen Daten zufolge führte eine angeborene Hörstörung 1990 in den USA bei einer zugrunde gelegten Lebenserwartung von 71 Jahren und einem mittleren Preisniveau von 1990 zu lebenslangen Mehrkosten von 1,225–1,425 Millionen Dollar (*Northern* und *Downs* 1991 in *Henke* und *Huber* 1998).

Ausblick

In zweistufigen OAE-AABR-Protokollen galten bislang AABR-Messungen immer als Goldstandard, d. h. auffälligen OAE-Ergebnissen wurde keine weitere Beachtung geschenkt, wenn die nachfolgend abgeleiteten AABR regelrecht waren. Diese Betrachtungsweise ist durch eine neuere, von den *National Institutes of Health* der USA in Auftrag gegebene multizentrische Studie in Frage gestellt, in der bei pädaudiologischen Nachuntersuchungen an 1524 Babys mit einem auffälligen OAE-Screening-Ergebnis und nachfolgend unauffälligen AABR bei 23 % aller Kinder ein sensorineuraler gering- oder mittelgradiger Hörverlust nachgewiesen wurde (*Johnson* et al. 2005, *White* et al. 2005). Diese Diskrepanz erklärt sich aus der um 5 bis 10 dB empfindlicheren Detektionsschwelle für Hörstörungen von TEOAE gegenüber AABR. In der Konsequenz erscheint es sinnvoll, auffälligen OAE-Screening-Ergebnissen auch dann nachzugehen, wenn regelrechte AABR abgeleitet werden können. Das rückt die Bedeutung eines OAE-basierten Screenings in ein neues Licht.

2.2.3 OAE-Screening

Wie bereits erwähnt, wird bei einer Screening-Messung entgegen einer weit verbreiteten Ansicht bei weitem nicht alles vom Gerät erledigt. Der Anwender muss dies wissen, weil es seine Arbeit betrifft. Trotz der Automatisierung des Untersuchungsablaufs sind Kompetenz und Erfahrung erforderlich, besonders im einfühlsamen Umgang mit dem Säugling und bei der korrekten Einführung der Messsonde in den Gehörgang. Unsicherheiten des Anwenders wirken sich ebenso wie ungünstige Messbedingungen negativ auf die Spezifität aus. Große Sorgfalt ist erforderlich bei Auswahl und Gestaltung der akustischen Umgebung.

Störgeräusche

Da die empfindliche Messsonde im Gegensatz zum Gehör des Untersuchers nicht an schwache Dauergeräusche adaptiert, wird die Auswirkung eines kaum merklichen Hintergrundpegels häufig subjektiv unterschätzt. Selbstverständlich darf während der Messung in „Hörweite" der Gehörgangssonde nicht gesprochen werden, Türen und Fenster des Untersuchungsraumes sollten geschlossen sein. Problematisch kann die oftmals sehr geräuschvolle Atmung schlafender Neugeborener sein. In den meisten Fällen verhindert sie aber nicht das Zustandekommen eines verwertbaren Ergebnisses, sondern sie trägt nur zur Verlängerung der Untersuchungsdauer bei, da in jedem Atemzyklus eine Ruhephase auftritt, innerhalb derer die Artefaktschranke unterschritten wird – soweit diese korrekt eingestellt ist. Ähnliche Probleme werfen die Geräusche auf, die durch Saugen und Nuckeln erzeugt werden und sich durch *Eustachi*-Röhre, Paukenhöhle und Trommelfell in den Gehörgang übertragen: Die Messung der OAE ist dadurch zwar nicht unmöglich, aber erschwert, und eine problemlose Ableitung kann dadurch erreicht werden, dass der Untersucher eine günstige Phase im Schlaf/Wachzyklus des Säuglings abwartet, beispielsweise indem die Messung während der Schlafphase nach der Nahrungsaufnahme des Säuglings (postprandial) durchführt wird (*Reuter* 2003).

Beiträge des Untersuchers

Beiträge des Untersuchers zur Screening-Messung: Sonde einführen, Vorgang starten, Meldungen beobachten, Ergebnis ablesen und dokumentieren.

Einführung der Sonde

Großer Sorgfalt und Routine bedarf die Einführung der Sonde in den Gehörgang. Die besonderen Schwierigkeiten bei Neugeborenen bestehen darin, dass der Gehörgang eng ist und seine Wände weich sind und somit die Gefahr besteht, einen akustischen Verschluss herbeizuführen, insbesondere dann, wenn der Säugling vor der Messung auf dem Ohr gelegen hat und der Gehörgang dadurch zusammengedrückt oder verklebt ist. Andererseits wird dieser Nachteil kompensiert durch den Vorteil, dass die otoakustischen Emissionen Neugeborener eine außergewöhnlich große Amplitude aufweisen und ihr Nachweis daher nicht in dem Maße wie bei Erwachsenen auf ideale Bedingungen angewiesen ist. In der Regel genügt es, die Sondenspitze lose in den Gehörgangseingang einzuführen und auf eine perfekte akustische Abdichtung zu verzichten. Wird die Untersuchung im postprandialen Schlaf durchgeführt, so gelingt es meistens, so schonend vorzugehen, dass das Kind kaum etwas spürt oder zumindest nicht aufwacht. Nach Möglichkeit sollte die Sonde während der Messung nicht festgehalten werden, da dies praktisch unvermeidlich zu akustischen Störungen führt, die sich auf das Sondenmikrophon übertragen.

Wahl des günstigsten Zeitpunktes

Bei der Wahl des günstigsten Zeitpunktes für die OAE-Messung muss weiterhin berücksichtigt werden, dass Gehörgang oder Mittelohr des Neugeborenen in den ersten Lebenstagen mit Debris oder Flüssigkeit verlegt sein können. Dieses bereits oben beschriebene Problem, das in der Regel innerhalb der ersten 48 Lebensstunden von selbst verschwindet (*Gross* et al. 2005, *Neumann* et al. 2004), ist einer der Gründe dafür, zweistufige Screening-Protokolle mit AABR-Messungen im Falle nicht bestandener OAE-Untersuchungen anzuwenden, wenn man darauf angewiesen ist, auch innerhalb des ersten Lebenstages Messergebnisse mit hoher Spezifität zu erhalten. Ist dies nicht erforderlich, so können auch ein oder mehrere OAE-Retests innerhalb der folgenden Tage zu hohen Spezifitäten führen. Dieses Vorgehen wird vom screenenden Personal wegen der Kürze und Unkompliziertheit der OAE-Messungen meist bevorzugt.

Beiträge des Screening-Gerätes

Beiträge des Gerätes zur Screening-Messung: Messbedingungen prüfen, Mikrophonsignal mitteln, Signifikanz abschätzen, Ergebnis anzeigen.

Screening-Geräte werden ihrer erklärten Zielsetzung, eine Untersuchung auch ohne spezielle Qualifikation und Intervention des Anwenders zu ermöglichen, durch Kontrollmechanismen gerecht, die unter der Bedieneroberfläche die akustische Anpassung der Sonde im Gehörgang automatisch überprüfen. Bei diesem Vorgang spielen die physiologischen Antworten des Innenohres noch keine Rolle. Weist das im Gehörgang registrierte Mikrophonsignal eine zu große Amplitude auf, so liegen entweder unzulässig starke Störgeräusche vor oder das Reizsignal wird zu stark reflektiert, weil die Sonde direkt auf die Gehörgangswand gerichtet ist. Bei zu niedriger Amplitude kann ein Sondenfehler (Verschmutzung) oder eine schlechte Abdichtung (entweichender Schall) vorliegen. In beiden Fällen wird eine Warnmeldung angezeigt und die Untersuchung vor Beginn der OAE-Messung abgebrochen. Selbstverständlich ist diese Situation nicht gleichbedeutend mit einem emissionsnegativen Untersuchungsergebnis.

Bei akzeptablen Messbedingungen wird während der Messung die Amplitude eines jeden vom Mikrophon registrierten Signalabschnitts kontrolliert. Wenn Geräuschartefakte zur Überschreitung einer festgelegten Grenze führen, dann wird der entsprechende Signalabschnitt verworfen. Alle nicht beanstandeten Signalabschnitte werden zu einem gemittelten Signal verarbeitet, welches mit numerischen Verfahren nach signifikanten, aus dem Geräuschuntergrund herausragenden Antworten durchsucht wird. Hierfür sind verschiedene Methoden gebräuchlich. Die einfachste und am meisten störanfällige unter ihnen ist die Schätzung des Signal/Rausch-Verhältnisses. Aufwändiger und sicherer in den Ergebnissen ist die weiter unten näher beschriebene Beurteilung eines zweiten aus dem Mikrophonsignal konstruierten Datensatzes (Vorzeichenmittelung) und seine Beurteilung mit statistischen Methoden (Binomialstatistik). Darüber hinaus kann aus der Analyse von Amplitude und Phase der einzelnen Signalabschnitte eine statistisch abgesicherte Aussage über die Signifikanz von systematisch über das Störgeräusch hinausgehenden Signalen gewonnen werden.

Bei allen genannten Methoden führt das Erreichen des vorgegebenen Signifikanzniveaus zur Beendigung der Messung mit dem Ergebnis „Signalnachweis gelungen“ (PASS). Wird das Signifikanzniveau innerhalb einer vorgegebenen Untersuchungsdauer (bzw. nach einer vorgegebenen Zahl von Mittelungsschritten) nicht erreicht, so endet die Messung mit dem Ergebnis „Signalnachweis misslungen“ (REFER oder FAIL).

2.2.4 DPOAE-Screening

Im Rahmen eines OAE-basierten Neugeborenen-Hörscreenings werden nahezu ausschließlich die TEOAE gemessen, da sie nur bis zu einem Hörverlust von 30 dB ein unauffälliges Ergebnis liefern (*Hoth* 1996). In jüngerer Zeit spielen jedoch in zunehmendem Maß auch die DPOAE eine Rolle, obwohl sie bis zu einem Hörverlust von 50 dB nachweisbar sind.

Einer der Gründe für ihre Bevorzugung trotz dieses offenkundigen Nachteils besteht darin, dass sie mit einer besseren Frequenzspezifität assoziiert werden (wenngleich ein überzeugender Beweis hierfür noch aussteht). Bei der Entscheidung für eine der zwei Methoden sollte der sehr wichtige Gesichtspunkt nicht außer Acht gelassen werden, dass unauffällige DPOAE sehr viel eher als unauffällige TEOAE durch technische Defekte vorgetäuscht werden können (*Schmuziger* et al. 2006).

2.3 Diagnostische Bestimmungsuntersuchungen

Im Vergleich zum Siebtest (Screening), der in erster Linie für eine einfache Durchführung und die zuverlässige Erkennung unauffälliger Ergebnisse konzipiert ist, erfordert die diagnostische Anwendung der OAE als Bestimmungsuntersuchung mehr steuernde Eingriffe des Untersuchers. Der Ausgleich für den höheren Aufwand besteht in dem größeren Informationsgewinn und der größeren Sicherheit insbesondere in Hinblick auf die Differenzierung zwischen abwesenden Antworten und solchen, die sich wegen ihrer Kleinheit oder aufgrund von Störeinflüssen dem Nachweis entziehen.

Der Messung geht die Instruktion des Patienten, die Sorge für einen niedrigen Störgeräuschpegel und schließlich die kritische Prüfung der Reiz- und Messbedingungen (*checkfit*) voraus. Das hierfür verwendete Signal ist immer ein Clickreiz, auch wenn – wie z. B. bei der DPOAE-Messung – für die Auslösung der OAE ein anderer Reiz verwendet wird. Der während des Testsignals im Gehörgang registrierte Schalldruck wird über der Zeitachse aufgetragen und ebenso wie das daraus berechnete Frequenzspektrum (die bereits oben erwähnte Gehörgangsantwort) graphisch dargestellt (Abb. 2.**7**). Dies erteilt differenzierte Auskunft über die akustischen Bedingungen im Gehörgangsrestvolumen und bedarf der Beurteilung durch den Untersucher. Korrekturen an der Sondenlage sind erforderlich, wenn die Abklingzeit des Reizes zu lang ist oder das Spektrum große Unebenheiten (Überhöhungen oder Kerben) aufweist.

Eine Frage von allgemeiner Bedeutung ist die Bestimmung des optimalen Zeitpunkts für die Beendigung der Messung. Die Fortführung der Signalmittelung führt nur so lange zu einer Steigerung der Qualität des Ergebnisses wie die Bedingungen unverändert günstig bleiben. Die vom Gerät vorgegebene Zahl von Mittelungen sollte nicht als verbindlich sondern nur als ein Richtwert angesehen werden. Ohne weiteres kann selbst ein Zwischenergebnis hoher Qualität durch unerwartet auftretende Störungen großer Amplitude zerstört werden. Um dies zu vermeiden empfiehlt es sich, die Artefaktgrenze während der Messung unter Berücksichtigung der wechselnden Bedingungen adaptiv zu regeln. Zur Erzielung einer gleich bleibenden Qualität sollte die Messung so lange fortgeführt werden, bis eine möglichst niedrig liegende Obergrenze für die Reststörung unterschritten ist. Im Einzelfall kann von dieser Regel abgewichen werden, insbesondere wenn die physiologischen Reizantworten eine große Amplitude aufweisen und daher trotz eines beträchtlichen Störgeräuschhintergrundes bereits zweifelsfrei erkennbar sind. Soll jedoch sichergestellt werden, dass Emissionen kleiner Amplitude nicht übersehen werden, so muss die Messung grundsätzlich bis zur Unterschreitung einer unveränderlich festgelegten Obergrenze für den Störgeräuschhintergrund fortgeführt werden. Andernfalls gelingt der Nachweis von Emissionen kleiner Amplitude nur unter ungewöhnlich günstigen Bedingungen – ähnlich wie mit einem grobmaschigen Netz keine kleinen Fische gefangen werden können.

Die Signalmittelung sollte bis zur Erzielung der geforderten minimalen Signalqualität fortgesetzt werden.

2.3.1 Messung von TEOAE

Transitorisch evozierte otoakustische Emissionen (TEOAE) sind akustische Antworten des Innenohres auf einen vorübergehenden (transitorischen) akustischen Reiz.

Physiologische Grundlagen

Das Gehör wird mit einem Signal stimuliert, dessen Dauer auf ein möglichst kurzes Zeitintervall (typischerweise 0,1 ms) begrenzt ist. Die durch diesen Reiz ausgelöste (evozierte) physiologische Antwort setzt fast ohne Verzögerung nach dem Beginn des Reizes ein, sie hält aber nach dem Abklingen des Reizes noch einige Zeit an. Für den messtechnischen Nachweis dieser Antwort, deren Amplitude um zwei bis drei Größenordnungen unter der des Reizes liegt (vgl. Abb. 2.**1** und 2.**2**), muss daher der Reiz innerhalb sehr kurzer Zeit nach seinem Beginn auf einen winzigen Bruchteil (typischerweise 1 ‰) seiner initialen Amplitude abgeklungen sein.

Da diese Bedingung aber wegen der physikalischen Trägheit des elektroakustischen Wandlers (Hörer) auch mit extrem kurzen Reizen nicht erfüllt ist, werden die verbleibenden Ausläufer des Reizes durch die Anwendung einer geeigneten Sequenz mehrerer aufeinander folgender Reizpulse (*nonlinear stimulus*

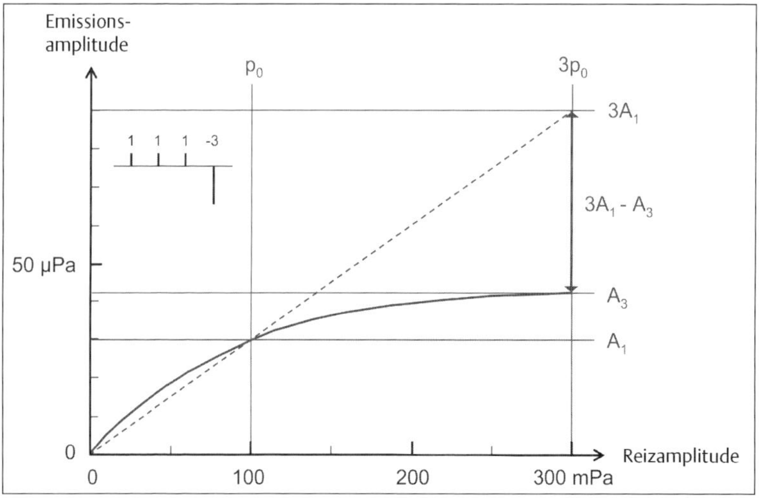

Abb. 2.**10** Mithilfe einer Sequenz aus drei Reizpulsen gleicher Amplitude p_0 und einem Reiz der dreifachen Amplitude $3p_0$ und umgekehrter Polarität können lineare Signalkomponenten ausgelöscht werden. Werden die vier Antworten auf die einzelnen Reize aufsummiert, so verschwinden alle Signalanteile, die sich bei Verdreifachung des Reizes exakt auf das Dreifache vergrößern. Da die Amplitude der physiologischen Antwort im Gegensatz zu der des Reizartefaktes nicht linear mit der Reizstärke zunimmt, überlebt diese Antwort umso stärker, je mehr sie von der Linearität abweicht. Das Verfahren wirkt wie ein Sieb für nichtlineare (und somit physiologische) Signale.

sequence) ausgelöscht. Mithilfe dieses Reizparadigmas gelingt die weitgehende Auslöschung linearer Anteile des gemessenen Signals (Abb. 2.**10**). Seine Wirkung beruht auf der Tatsache, dass die otoakustische Emission und der Reizartefakt sich in der Art unterscheiden, wie sie sich bei Reizen unterschiedlicher Stärke verhalten: Die Linearität des Reizes (und des „Reizartefaktes") steht dem nichtlinearen Verhalten der physiologischen Antwort gegenüber. Die dadurch bewirkte Trennung von Reiz und Antwort ist allerdings in ähnlicher Weise unvollständig wie die Trennung reizkorrelierter von reizunabhängigen Signalanteilen mithilfe der Signalmittelung: Es wird nur das Verhältnis ihrer Amplituden günstig beeinflusst, nicht etwa der unerwünschte Beitrag vollständig aus dem gemessenen Signal eliminiert.

Technische Umsetzung

Bei Anwendung der beschriebenen Reizsequenz sind an der Messung der TEOAE-Reizpulse unterschiedlicher Amplitude beteiligt. Der vom Gerät angegebene Reizpegel entspricht üblicherweise dem kleineren dieser Pulse. Beträgt dieser Pegel 80 dB, so weist jeder vierte Reizpuls einen Pegel von ca. 90 dB auf (da eine Verdreifachung der Amplitude in etwa einer Pegelerhöhung von 10 dB entspricht). Dies zu beachten ist besonders wichtig, wenn die Amplitude der Reizantwort (bzw. ihr Pegel) und ihre Abhängigkeit vom Reizpegel betrachtet wird. Bei einem nominellen Reizpegel von 80 dB ergibt die Messung nicht die Amplitude A_1 der TEOAE bei diesem Pegel, sondern die Differenz $3A_1–A_3$ aus dem Dreifachen dieser Amplitude und der Amplitude der Antwort A_3 auf den dreimal so großen 90-dB-Reiz (vgl. Abb. 2.**10**).

Um verschiedene Ergebnisse miteinander vergleichen zu können, wird die Messung der TEOAE sinnvollerweise unter Standardbedingungen durchgeführt, beispielsweise unter Verwendung eines Clickpegels von ca. 80 dB SPL pe. Die Abkürzung „SPL" steht für *sound pressure level*, der Zusatz „pe" (*peak equivalent*) bedeutet, dass die größte Amplitude (*peak*) des Reizpulses genauso groß ist wie die eines Sinusdauertones der Frequenz 2 kHz, dessen Pegel 80 dB SPL beträgt. Wegen ihrer extrem kurzen Dauer erscheinen kurze Tonpulse oder Clickreize subjektiv sehr viel weniger laut als ein Dauerton gleicher Amplitude. Um zu Werten zu gelangen, die in einer Beziehung zur normalen Hörschwelle des menschlichen Gehörs stehen (*hearing level*, HL), sind für Clickreize einer Dauer von 0,1 ms vom SPL-Wert etwa 30 dB abzuziehen (80 dB SPL pe ≈ 50 dB HL). Der große Unterschied von 30 dB ist auf das zeitliche Integrationsvermögen des Gehörs zurückzuführen. Dieses hat zur Folge, dass der Dauerton sehr viel besser und lauter wahrgenommen wird als ein kurzer Clickreiz gleicher Amplitude.

Der Nachweis der TEOAE beruht auf zwei Prinzipien: der Signalmittelung zur Reduktion des Geräuschhintergrundes und einer speziellen Reizsequenz zur Reduktion des Reizartefaktes.

Messvorgang

Für die Messung der TEOAE wird vom Hörer der Gehörgangssonde in schneller Folge die Reizsequenz abgegeben. Der zeitliche Abstand zwischen den einzelnen Clicks einer Sequenz beträgt typischerweise 20 ms (d. h. die Reizrate beträgt ca. 50 Reize pro Sekunde). Nach jedem Reiz wird in einem Zeitfenster von ebenfalls 20 ms die Antwort registriert. Nach 80 ms wird die Präsentation der Reizsequenz wiederholt (aus apparativen Gründen mit insgesamt umgekehrter Polarität). Die vom Sondenmikrophon registrierten Signalabschnitte werden abwechselnd in zwei verschiedene Speicher summiert. Dadurch entstehen zwei Teilmittelwertkurven. Nach Darbietung einer vorgegebenen Zahl von Reizsequenzen (typisch sind 260 Sequenzen für jeden der zwei Teilmittelwerte, d. h. insgesamt $260 \times 4 \times 2 = 2080$ einzelne Clicks) wird die Registrierung und Mittelung beendet. Die Akquisition zweier Teilmittelwerte an Stelle eines Gesamtmittelwertes hat die vorteilhafte Folge, dass aus der halben Summe der Teile ein Gesamtmittelwert und aus ihrer halben Differenz ein Schätzwert für das Restrauschen berechnet werden können.

Ergebnis

Während der Messung und nach ihrer Beendigung wird das Ergebnis als zeitabhängige Darstellung des im Gehörgang vorliegenden Schalldruckes innerhalb der ersten 20 ms nach dem Beginn des Reizes dargestellt (Abb. 2.**11**). Die unregelmäßige Schwingung, die vom Innenohr nach Stimulation mit kurzen Schallpulsen ausgesandt wird, umfasst den ganzen im Reiz enthaltenen Frequenzbereich. Ihre Erscheinungsform ist sehr variabel und für das untersuchte Ohr charakteristisch. Diese Variabilität ist nur zum Teil auf die Anwesenheit von zufälligen Störeinflüssen zurückzuführen. Ihr größter Teil wird durch biologische und physiologische Faktoren verursacht, die nicht alle mit der für das Hören relevanten Funktion des Innenohres zu tun haben. Dies führt dazu, dass zwei gleich gut hörende Ohren sich ganz erheblich in der Größe und dem Erscheinungsbild der TEOAE unterscheiden können. Bei der mehrfachen Untersuchung desselben Ohres ist die Variabilität des Ergebnisses hingegen sehr viel kleiner.

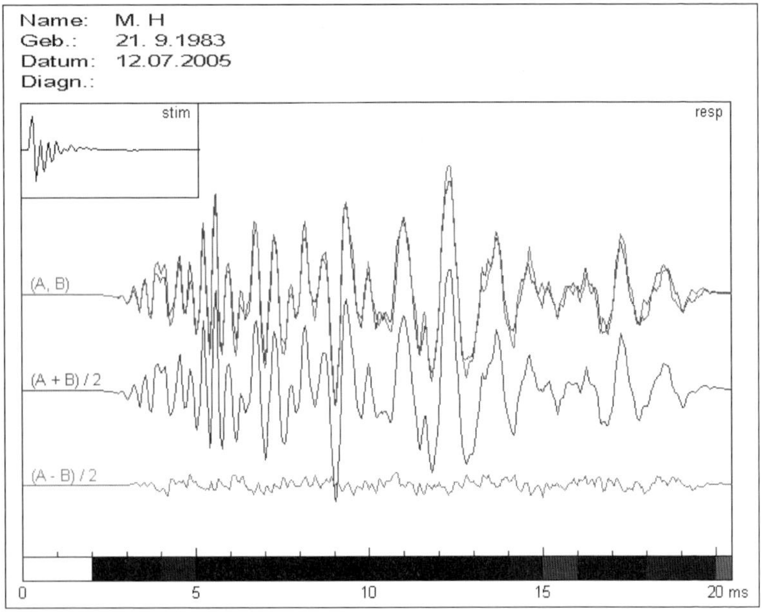

Abb. 2.**11** Im *nonlinear mode* bei einem Reizpegel von 82 dB SPL gemessene TEOAE eines normalhörenden Ohres. Die verzögerte Emission stellt sich als unregelmäßige Schallschwingung dar, deren Reproduzierbarkeit anhand der zwei überlagerten Kurven A und B qualitativ beurteilt werden kann. Charakteristisch sind die Oszillationen hoher Frequenz bzw. kurzer Periode am Beginn des Zeitfensters, denen mit zunehmender Latenzzeit langsamere Schwingungen folgen. Die ersten 2,5 ms des Zeitfensters werden ausgeblendet, da sie trotz der Kompensation linearer Signalkomponenten mit den zeitlichen Ausläufern des Clickreizes kontaminiert sind. Unterhalb der überlagerten Teilmittelwertkurven sind der Gesamtmittelwert und die (durch zwei geteilte) Differenz der Teilmittelwerte gezeigt. Die Graustufen am unteren Bildrand geben die zeitlich differenziell berechnete Reproduzierbarkeit (*gliding reproducibility*) der Teilmittelwertkurven wieder.

2.3.2 Messung von DPOAE

Otoakustische Distorsionsprodukte (*distortion product otoacoustic emissions*, DPOAE) sind Verzerrungen des Schallreizes, die infolge der nichtlinearen Schallverarbeitung des Innenohres entstehen und bei Stimulation mit Sinustönen als diskrete, im Reiz nicht enthaltene Frequenzen im Gehörgang nachgewiesen werden können.

Von den TEOAE unterscheiden sich die DPOAE am augenfälligsten darin, dass sie in Bezug auf den akustischen Reiz nicht zu verschiedenen Zeiten sondern bei unterschiedlichen Frequenzen in Erscheinung treten.

Technische Umsetzung

Als Reiz dient ein Gemisch aus zwei Dauertönen, die sich geringfügig in ihrer Frequenz und unter Umständen auch in ihrem Pegel unterscheiden. TEOAE und DPOAE unterscheiden sich somit sowohl in den zugrunde liegenden Reizparadigmen als auch in den zur Anwendung kommenden Messprinzipien.

Beim Nachweis beider Arten von OAE werden vor Beginn der Messung die im Gehörgang vorliegenden akustischen Bedingungen geprüft und die Reizpegel eingestellt und gemessen (*checkfit*). Als akustisches Prüfsignal dient für den ersten Teil dieser Prozedur auch bei den DPOAE ein Click, da er eine breitbandige Gehörgangsantwort liefert und somit die Beurteilung des Übertragungsverhaltens aller relevanten Frequenzen ermöglicht. Die Prüfung schließt beide für die Darbietung der Reiztöne verwendeten Sondenhörer ein. Es werden daher *zwei* im Idealfall identische Kurven der in Abb. 2.**7** gezeigten Art dargestellt und vom Untersucher beurteilt.

Messung

Zur Erzielung gut nachweisbarer DPOAE werden die Reizfrequenzen f_1 und f_2 typischerweise so eingestellt, dass sie sich um etwa 20% unterscheiden: $f_2 = 1{,}2 \times f_1$ (dieses Frequenzverhältnis entspricht in der Musik einer kleinen Terz). Die Zeitfunktion des aus zwei Frequenzen zusammengesetzten Reizes stellt daher eine Schwebung dar, die durch den periodischen Wechsel von gegenseitiger Verstärkung und Auslöschung der zwei Reintöne entsteht. Auch diese Anzeige beinhaltet eine Kontrollmöglichkeit für Sonde und Reizgebung: Ist eine der zwei von den Hörern ausgehenden Sondenbohrungen verlegt, so ergibt sich keine Schwebung, sondern eine einzelne Frequenz mit konstanter Amplitude. Die Einstellung der Reizpegel geschieht automatisch entsprechend der durch den Untersucher getroffenen Wahl. Für die Standardmessung mit hohen Reizpegeln (65 dB SPL) werden beide Reizfrequenzen mit demselben Pegel dargeboten ($L_1 = L_2$), für Messungen mit niedrigeren Pegeln wird die Intensität des Reiztones mit der kleineren Frequenz größer gewählt: $L_1 = 0{,}4 \cdot L_2 + 39$ dB („Pegelschere" nach *Kummer* und *Janssen* 1998). Diese Wahl der Reizpegel nach Tab. 2.**4** gewährleistet eine maximale Ausbeute an physiologischer Antwort bei Annäherung des für die DPOAE-Generierung relevanten Reizpegels L_2 an die Hörschwelle.

Tab. 2.**4** Optimierte Abstimmung der Sondentonpegel

L_1 in dB	47	49	51	53	55	57	59	61	63	65	67
L_2 in dB	20	25	30	35	40	45	50	55	60	65	70

Die Frequenz f_{DP} des Distorsionsproduktes liegt um den Betrag, um den sich die Frequenzen der Primärtöne unterscheiden, unterhalb der kleineren der zwei Reizfrequenzen ($f_{DP} = 2f_1 - f_2$). Während der Einwirkung der zwei Reiztöne liegen somit die Frequenzen f_1, f_2 und f_{DP} gleichzeitig im Gehörgang vor. Der Pegel L_{DP} der Reizantwort liegt wesentlich niedriger als die Pegel L_1 und L_2 der Reiztöne. Wie bei den TEOAE erfolgt die Messung des Mikrophonsignals und seine Mittelung im Zeitbereich, für die Darstellung und Auswertung des Ergebnisses wird aber die Zeitfunktion in den Frequenzbereich transformiert weil die Reizantwort des Innenohres im Spektrum als eine aus dem Geräuschuntergrund hervortretende Linie sehr viel besser erkennbar ist als im Oszillogramm.

Nur selten wird ein isoliertes Distorsionsprodukt für ein einzelnes Paar von Reiztönen gemessen. Üblich ist die automatisch ablaufende aufeinanderfolgende Messung von DPOAE bei vielen Paaren von Reizfrequenzen f_1 und f_2, aus denen nach der oben angegebenen Formel die Frequenz f_{DP} des Distorsionsproduktes berechnet werden kann. Für jede Frequenzeinstellung wird der Teil des Spektrums ausgewertet, in dessen Zentrum sich die DP-Linie befindet (Abb. 2.**12**). Der in diesem Spektrum abgelesene Pegel L_{DP} des Distorsionsproduktes wird gemeinsam mit den jeweils ermittelten Werten für das Restrauschen und die durch seine Standardabweichung gegebenen Grenzen in einem als DP-gram bezeichneten Diagramm über der Frequenz f_2 aufgetragen.

Die Bezeichnung L_{DP} ist zwar üblich aber irreführend, da niemals der Pegel L des isolierten Distorsionsproduktes *DP*, sondern immer der der Summe von Distorsionsprodukt und Restrauschen entsprechende Pegel gemessen wird.

Ergebnis

In Hinblick auf technisch bedingte Artefakte sind die DPOAE wesentlich störanfälliger als die TEOAE, weil bereits kleine Normabweichungen in den Wandlern (Hörer und Mikrophon) genügen um Signalverzerrungen zu erzeugen, die von physiologisch verursachten Verzerrungen nicht ohne weitere Hilfsmittel unterscheidbar sind. Um Fehlern dieser Art vorzubeugen empfiehlt es sich, in regelmäßigen Abständen eine DPOAE-Messung im künstlichen Gehörgang durchzuführen. Wenn in dieser Messung bei einzelnen oder allen Frequenzen

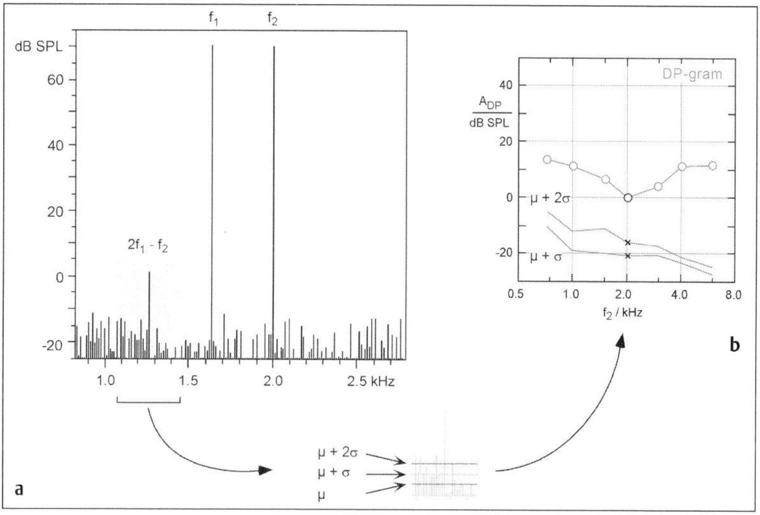

Abb. 2.**12** Prinzip der Messung von DPOAE bei variablen Reizfrequenzen und festem Reizpegel (DP-gram). Aus der Messung eines Frequenzspektrums (**a**), welches die Reiztonfrequenzen f_1 und f_2 und das kubische Distorsionsprodukt (DP) der Frequenz $2f_1 - f_2$ enthält, werden die Amplitude (bzw. der Pegel) des Distorsionsproduktes und des umgebenden Restrauschens abgelesen und über der Frequenz f_2 eines der zwei Reiztöne in das DP-gram eingetragen (**b**). Diese Messung wird bei vielen Reiztonfrequenzen durchgeführt, wobei die Pegel der Primärtöne und das Verhältnis der Frequenzen konstant gehalten werden.

Verzerrungen auftreten, so kann den Messungen am Patienten kein Vertrauen entgegengebracht werden. Insbesondere bei hohen Frequenzen ($f_2 = 5$ und 6 kHz) sind derartige technisch bedingte Verzerrungen relativ häufig und wohl auf die Eigenschaften der Sonde zurückzuführen, weswegen die Messungen nur im Bereich kleinerer Frequenzen bis einschließlich 4 kHz diagnostisch verwertet werden sollten. In Zweifelsfällen besteht mit der weiter unten beschriebenen Latenzmessung eine weitere Möglichkeit, zwischen physiologisch und technisch bedingten Verzerrungsprodukten zu unterscheiden.

2.4 Messverfahren für spezielle Fragestellungen

Die in den OAE liegenden Möglichkeiten werden mit den diagnostischen Standardmessungen bei weitem nicht ausgeschöpft. Anders als es sonst in der Audiometrie üblich ist, werden die OAE im Rahmen der Standardverfahren nur bei einem einzigen Reizpegel untersucht, weil die Messgrößen eine sehr große Variabilität aufweisen und die Messung ihrer Abhängigkeit vom Reizpegel es gegenwärtig noch nicht gestattet, die Hörschwelle zu bestimmen. Da nun aber die Hörschwelle – mit gutem Grund – eine der wichtigsten Größen in der Audiometrie darstellt, hat das Interesse an einer vertieften Messung der OAE über die dichotome Aussage hinsichtlich ihrer bloßen Nachweisbarkeit hinaus etwas nachgelassen. Es gibt jedoch jenseits der Standarduntersuchungen eine Reihe von Paradigmen, mit deren Hilfe aus den OAE nicht nur für wissenschaftliche, sondern auch für diagnostische Fragestellungen nützliche Information gewonnen werden kann. Die Messung unter Anwendung dieser Paradigmen soll im Folgenden näher beschrieben werden.

2.4.1 Transitorisch evozierte otoakustische Emissionen

Mit der üblicherweise angewendeten und oben beschriebenen „nichtlinearen Reizsequenz" werden nicht die TEOAE und ihre Amplitude gemessen, sondern nur ihre Abweichung von der Linearität (vgl. Abb. 2.**10**). Das Ausbleiben einer reproduzierbaren Antwort bedeutet daher nicht zwingend, dass das untersuchte Ohr keine OAE aufweist, sondern nur, dass keine nichtlinearen Anteile vorliegen, die als Differenz aus „dreifacher Antwort" und „Antwort auf den dreifachen Reiz" verbleiben. Bei hohen Reizpegeln hat dies keine praktische Relevanz, da die Amplitude der OAE hier nur noch wenig ansteigt und daher nicht in linearer Weise mit der des Reizes zusammenhängt. Bei niedrigen Reizpegeln aber wirkt sich die Anwendung der oben beschriebenen „nichtlinearen Reizsequenz" nachteilig auf die Nachweisbarkeit der OAE aus, da der nichtlineare Anteil der hier eher linear verlaufenden Eingangs/Ausgangskennlinie mit der Annäherung an die Schwelle an Gewicht verliert.

Linear mode

Soll die Reizpegelabhängigkeit der OAE untersucht und die Reizantwortschwelle bestimmt werden, so sollte die Messung der unverfälschten TEOAE im *linear mode* durchgeführt werden. Hierbei werden Antworten auf Reize gleicher Amplitude gemittelt (Abb. 2.**13**) und nicht die Antworten auf Reize unterschiedlicher Intensität gegeneinander verrechnet (*derived nonlinear response*).

Die Anwendung dieses Paradigmas ergibt bei niedrigen Reizpegeln ein größeres Nutzsignal, sodass die TEOAE in der Nähe der Reizantwortschwelle besser nachweisbar sind. Zusätzlich verbessert sich die Nachweisbarkeit dadurch, dass die „lineare" Signalmittelung grundsätzlich mit weniger Restrauschen einhergeht.

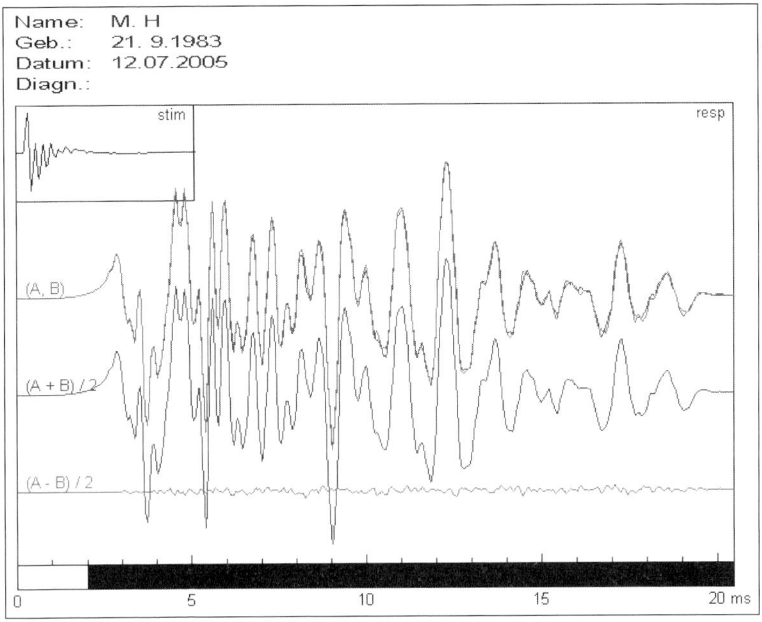

Abb. 2.**13** Im *linear mode* bei einem Reizpegel von 81 dB SPL gemessene TEOAE eines normalhörenden Ohres. Charakteristisch ist die im Vergleich zur *derived nonlinear response* (für dasselbe Ohr in Abb. 2.**11** gezeigt) größere Amplitude bei deutlich weniger Restrauschen.

Der Reizartefakt, dessen störende Auswirkung ja zur Verwendung einer zur Kompensation linearer Signalanteile geeigneten Reizsequenz Anlass gibt, gewinnt erst bei Pegeln über 65 dB SPL an Bedeutung. Bei Verwendung von Reizen kurzer Dauer (z.B. Click) wirkt er sich nur im initialen Teil des Zeitfensters aus, Emissionen längerer Latenz (die Grenze liegt bei etwa 6 ms) können bis hinauf zu 80 dB SPL relativ ungestört nachgewiesen werden. Möglicherweise besteht die günstigste Lösung in einer Kombination beider Paradigmen (*Yang* et al. 2003).

Tieftonmaskierte TEOAE

Auf die Differenzialdiagnostik eines endolymphatischen Hydrops beim Morbus Menière ist die Untersuchung der „tieftonmaskierten TEOAE“ spezialisiert (*Nubel* et al. 1995).

Dem Verfahren liegt die gut begründete Modellvorstellung zugrunde, dass die Verarbeitung und Wahrnehmung eines kurzen akustischen Reizes davon abhängt, an welchem Arbeitspunkt sich die Basilarmembran zum Zeitpunkt der Stimulation befindet. Eine statische oder dynamische Auslenkung der Basilarmembran aus ihrer Gleichgewichtslage hat zur Folge, dass die Erregung der Haarsinneszellen unterdrückt wird. Dies beruht wahrscheinlich auf der veränderten Kopplung zwischen den Zilien der OHC und der Tektorialmembran und es wirkt sich auf die OAE, die akustisch evozierten Potenziale (AEP) und die Hörschwelle aus (*Hoth* 2005c). Die größte Suppressionswirkung besteht, wenn die Basilarmembran in Richtung zur Scala tympani „vorgespannt" ist. Wirkt auf das Innenohr eine Schwingung niedriger Frequenz und hoher Intensität ein („Tieftonmaskierung" mit beispielsweise 30 Hz und 115 dB SPL), so liegt für kurze Reizpulse eine quasi-statische Auslenkung der Basilarmembran vor und die messbaren Reizantworten sind in Abhängigkeit von der relativen Phasenlage zwischen Maskierer und Prüfton moduliert.

Der Zusammenhang zur Menière-Diagnostik besteht darin, dass diese Modulation bei permanenter Verlagerung der Basilarmembran, so wie sie im Falle einer vermehrten Ansammlung von Endolymphe und somit eines erhöhten Druckes im Ductus kochlearis vorliegt, kleiner ist oder ausbleibt. Wird dem Ohr ein kurzer Stimulus in fester Phasenbeziehung zusammen mit einem 30-Hz-Ton zugeführt, so sind beim Normalhörenden bei einer Phase von 270° (Sogmaximum am Trommelfell) die TEOAE fast vollständig unterdrückt. Ist die Beweglichkeit der Basilarmembran durch einen Hydrops eingeschränkt, so bleibt die phasenabhängige Unterdrückung der TEOAE durch den Maskierer aus. Die Anwendung des Verfahrens erfordert eine zusätzliche Vorrichtung zur Erzeugung und Darbietung eines niederfrequenten Tones hoher Intensität.

Messung der TEOAE unter kontralateraler Beschallung

Keine besondere apparative Ausstattung erfordert hingegen die Messung der TEOAE unter gleichzeitiger Beschallung des nicht geprüften Ohres. Das Motiv für die Beschallung des Gegenohres besteht darin, dass die Amplitude der OAE abnimmt, wenn das kontralaterale Ohr einem Dauergeräusch (z.B. weißem Rauschen) ausgesetzt ist (kontralaterale Suppression). Die Beeinflussung der Gegenseite wird durch gekreuzte Nervenbahnen und die von den medialen Olivenkernen ausgehenden efferenten Hörnervenfasern vermittelt und sie sollte bei umschriebenen neuralen Hörstörungen ausbleiben (*Collet* et al. 1990, *Ryan* et al. 1991). Der Effekt ist aber klein und im Vergleich zur Messung ohne kontralaterale Beschallung nur nachweisbar, wenn sehr gute Messbedingungen vorliegen.

Die Beschallung erfolgt über eine Kopfhörerkapsel, die an den Ausgang eines Rauschgenerators angeschlossen ist und auf das Ohr gesetzt wird. Der Pegel des weißen Rauschens wird etwa 40 dB über der Schwelle des beschallten Ohres gewählt, der Clickpegel für die TEOAE-Messung beträgt wie gewöhnlich ca. 80 dB SPL. Werden die Messungen mit und ohne Rauschen im schnellen Wechsel nacheinander oder zeitlich verschachtelt durchgeführt, so tritt der Effekt der kontralateralen Vertäubung deutlicher hervor. Da die Ergebnisse nach den derzeit vorliegenden Erfahrungen nicht eindeutig interpretierbar sind und beide Ohren annähernd normalhörend sein müssen, hat das Verfahren bisher keine oder nur wenig praktische Bedeutung erlangt.

2.4.2 Distortion Product Otoacoustic Emissions

DPOAE-Wachstumsfunktion

Die bei hohen Reizpegeln gemessene Amplitude der DPOAE gestattet keine zuverlässige quantitative Vorhersage der Hörschwelle. Besser geeignet ist hierfür die Reizantwortschwelle, definiert als der niedrigste Reizpegel, bei dem ein signifikantes Antwortsignal nachweisbar ist. Zu ihrer Bestimmung muss der Reizpegel so lange verringert werden, bis die zur Frequenz $2f_1 - f_2$ gehörende Spektrallinie im Hintergrundgeräusch verschwindet. Die Einstellung der Reizpegel L_1 und L_2 erfolgt hierbei gemäß der weiter oben beschriebenen *Pegelschere* nach *Kummer* und *Janssen* (1998).

Die graphisch dargestellte Beziehung zwischen den Schallpegeln von Reiz und Antwort wird als Eingangs/Ausgangs-Kennlinie, DPOAE-Wachstumsfunktion, oder *DP growth function* bezeichnet. Ihre Messung ist ohne Zusatzausstattung mit jedem System möglich, das eine flexible Einstellung der Reizparameter oder gar die Option zur Programmierung anwenderspezifischer Messsequenzen gestattet. Aus der Wachstumsfunktion kann durch lineare Extrapolation die Reizantwortschwelle bestimmt werden (*Boege* und *Janssen* 2002, *Gorga* et al. 2003, *Janssen* 2005). In Abb. 2.**14** ist an einem Beispiel gezeigt, dass die auf diese Art bestimmte objektive Schwelle gut mit der subjektiven Hörschwelle übereinstimmen kann. Im Allgemeinfall ist das Verfahren jedoch dadurch erschwert, dass die Wachstumsfunktion nur in Schwellennähe realistisch durch eine Gerade angenähert werden kann, dort aber wegen des dominierenden Restrauschens nur relativ ungenaue Messwerte vorliegen.

Wird das DP-gram mit hoher Frequenzauflösung gemessen, so weist es eine Feinstruktur hoher und niedriger Werte auf, die bei niedrigen Reizpegeln stärker ausgeprägt ist als in Schwellennähe (*He* und *Schmiedt* 1993, *Mauermann* et al. 1997) und mit zunehmendem Lebensalter weitgehend verschwindet. Ge-

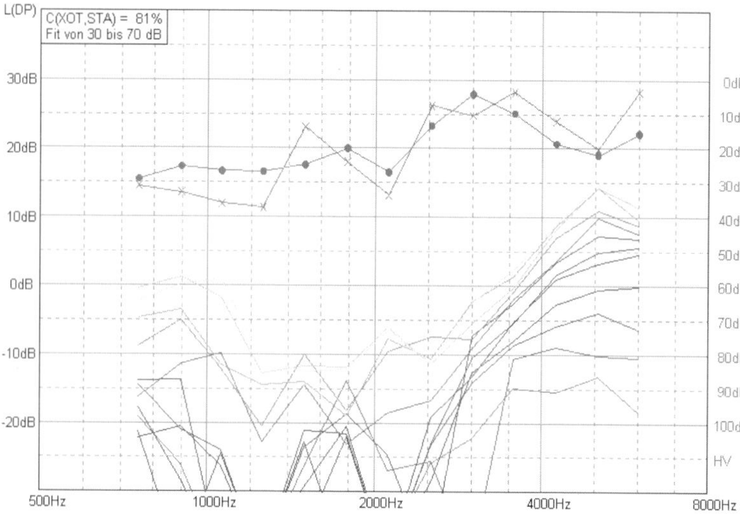

Abb. 2.**14** DP-gramme bei L_2 von 10–65 dB (L_1 entsprechend Pegelschere) und die aus den (hier nicht gezeigten) Wachstumsfunktionen linear extrapolierten Reizantwortschwellen XOT (Kreuze) bzw. subjektiv mit dem Sondenton bestimmten (runde Symbole) Hörschwellen STA. Die Beschriftung am linken Rand bezieht sich auf den (korrigierten) DPOAE-Pegel, die rechte Skala gilt für die Hörschwellen. Die Korrelation zwischen subjektiver und objektiver Schwelle beträgt 81 %. Die für die Extrapolation verwendeten Geraden wurden an die Messwerte zu Reizpegeln L_2 zwischen 30 dB und 70 dB SPL angepasst.

legentlich besteht eine gute Korrelation mit der Frequenzabhängigkeit der Hörschwelle (*Mauermann* et al. 1999), oft aber auch nicht (*Heitmann* et al. 1996). Die Feinstruktur des DP-grams wird darauf zurückgeführt, dass außer dem Überlappungsbereich der zwei Wanderwellen an dem der Frequenz f_2 zugeordneten Ort eine „zweite Quelle" von Distorsionsprodukten existiert. Diese Quelle befindet sich am Ort der Frequenz $f_{DP} = 2f_1 - f_2$. Die Überlagerung der zwei Reizantworten gleicher Frequenz aber unterschiedlicher Phase kann je nach Lage der beteiligten Frequenzen zu konstruktiven oder destruktiven Interferenzen führen und dadurch die Amplitudensprünge im DP-gram hervorrufen. Zur Ausschaltung dieses Effektes kann ein Suppressorton eingesetzt werden, dessen Frequenz mit der des Distorsionsproduktes nahezu übereinstimmt und daher die hypothetische zweite DP-Quelle durch Maskierung deaktiviert (*Plinkert* et al. 1997, *Heitmann* et al. 1998). Tatsächlich zeigen die auf diese Weise mit einer Dreitonstimulation gemessenen DP-gramme eine weniger ausgeprägte Feinstruktur, die Suppression führt aber nicht in dem erwarteten Ausmaß zu einer besseren Übereinstimmung zwischen Tonaudiogramm und DP-gram (*Hoth* 2002). Es besteht jedoch Aussicht darauf, dass das Verfahren durch Optimierung der Suppressorpegel oder mithilfe einer zeitlichen Separation der Beiträge beider Quellen verbessert werden kann (*Mauermann* und *Kollmeier* 2004).

Tieftonmaskierte DPOAE

Ebenso wie weiter oben für die TEOAE beschrieben können auch die DPOAE unter Anwendung eines Tieftonreizes zur Modulation der gemessenen Antwort für die spezifische diagnostische Frage nach einem endolymphatischen Hydrops beim Morbus Menière genutzt werden (*Hirschfelder* et al. 2005). Von apparativer Seite muss hierfür die Option bestehen, dem Ohr außer den zwei Reiztönen einen Ton niedriger Frequenz (etwa 30 Hz) und hoher Intensität (etwa 115 dB SPL) zuzuführen. Bei Anwendung dieses Reizparadigmas wird in Abhängigkeit von der Phasenlage zwischen Maskierer und Reiztönen eine Modulation der DPOAE beobachtet (*Scholz* et al. 1999). Der gemessene Modulationsindex ist auf das Vorliegen eines endolymphatischen Hydrops empfindlich. Die Anwendung ist jedoch vorläufig speziell ausgestatteten Zentren vorbehalten.

Messung der DPOAE unter kontralateraler Beschallung

Auch die kontralaterale Beschallung zur Untersuchung der efferenten Kontrolle der äußeren Haarsinneszellen kann nicht nur bei den TEOAE, sondern auch bei den DPOAE angewendet werden. Wird das eine Ohr mit weißem Rauschen einer Intensität über 40 dB beschallt, so reduziert sich bei intakten neuronalen Bahnen und Verschaltungen die auf dem anderen Ohr gemessene DPOAE-Amplitude und es verschwindet weitgehend die Feinstruktur des hochaufgelösten DP-gramms. Im Bereich von 1 bis 4 kHz beträgt die Amplitudenreduktion bei hohen Vertäubungspegeln ca. 7 dB und er liegt somit wesentlich niedriger als bei den TEOAE, wo die Amplitudenabnahme bis zu 25 dB beträgt. Diese Angabe gilt für den statistischen Mittelwert aus 24 normalhörenden Probanden (*Hoth* und *Lenarz* 1997), im Einzelfall kann die kontralaterale Beeinflussung der DPOAE-Amplitude sich jedoch durchaus der Beobachtung entziehen. Für eine Anwendung zu diagnostischen Zwecken ist der Test daher nicht ausreichend zuverlässig.

Latenzmessung

Bei allen bisher beschriebenen Anwendungen der DPOAE werden nur ihre Frequenz (als Erkennungsmerkmal) und ihre Amplitude (als Messgröße) verwertet. Als Signale vom Typ einer harmonischen Schwingung sind sie erst durch Hinzunahme eines dritten Parameters, nämlich der Phase, vollständig beschrieben. Die Phase eines Distorsionsproduktes hängt eng mit seiner Latenz zusammen: Wird eine der zwei Reizfrequenzen innerhalb enger Grenzen verändert, so ergeben die einzelnen Phasenbestimmungen Messwerte auf einer Geraden, deren Steigung mit der Latenzzeit identisch ist (*Mahoney* und *Kemp* 1995). Wird die Messung der Latenz bei vielen Ausgangswerten der Reizfrequenzen durchgeführt, so ergeben sich mit zunehmender Frequenz abnehmende Werte, so wie es der physiologischen Verarbeitung der Frequenz in der Kochlea entspricht (*Kimberley* et al. 1993). Damit ermöglicht die wenig zeitaufwendige Latenzmessung eine zuverlässige Überprüfung der physiologischen Herkunft der gemessenen Signale. Darüber hinaus trägt die Latenzmessung jedoch wenig zur diagnostischen Nutzung der DPOAE bei, da Hörstörungen kochleärer Ursache die DPOAE-Latenzen nicht beeinflussen (*Hoth* und *Weber* 2001).

3 Auswertung der OAE

Die Auswertung der OAE umfasst alle Maßnahmen, die zwischen dem Vorliegen der abgeschlossenen Messung und der Formulierung einer audiologischen Deutung liegen. Wie im vorangegangenen Kapitel sollen auch hier die unterschiedlichen Ebenen der praktischen Anwendung, nämlich Screening-Untersuchungen, Standardverfahren der diagnostischen Bestimmungsuntersuchung und spezielle Anwendungen, in gesonderten Abschnitten betrachtet werden. Unabhängig von diesen Ebenen überwiegen bei der Auswertung der OAE grundsätzlich dichotome Entscheidungsstrukturen: Es geht in erster Linie darum, ob der Nachweis von OAE gelungen ist und weniger um ihre differenzierte und quantitative Analyse. Dies gilt definitionsgemäß und daher ohne Einschränkung für das Screening, bei dem mehr als zwei Entscheidungsalternativen nicht vorgesehen sind. Hingegen werden bei der diagnostischen Bestimmungsuntersuchung und in noch höherem Maße bei der Bearbeitung spezieller Fragestellungen vor allem im Fall nachgewiesener Emissionen weiterführende Details der OAE betrachtet und verwertet.

3.1 Screening-Untersuchungen

Ein wesentliches Merkmal von Screening-Untersuchungen ist ihr nahezu automatischer Ablauf – vom Beginn des Messvorgangs bis zur Angabe des Ergebnisses. Daher gibt es im Zusammenhang mit dem OAE-Screening keine eigentliche Auswertung als eigenständigen Teil der Signalverarbeitung – sie ist Teil der im Inneren des Gerätes ablaufenden und dem Anwender nicht notwendigerweise vertrauten Prozesse.

Die Auswertung des Ergebnisses ist gleichwertig mit der maschinell, unter Anwendung numerischer Methoden, getroffenen dichotomen Entscheidung, ob die intern vorliegenden Daten die Kriterien für eine gute Messung erfüllen und die Merkmale einer otoakustischen Emission aufweisen. In diesem Fall wird das Untersuchungsergebnis als unauffällig gewertet und als PASS angezeigt. Dieses Ergebnis bedeutet, dass kein weiterer Untersuchungsbedarf besteht und keine Therapie erforderlich ist.

Als Alternative zum PASS zeigen REFER bzw. FAIL an, dass das Ergebnis nicht als unauffällig gewertet werden kann. Dies bedeutet lediglich, dass die genannten Bedingungen für ein PASS nicht erfüllt waren – und nicht etwa, dass die OAE pathologisch verändert sind oder gar dass das untersuchte

Kind schlecht oder gar nicht hört. Für das Ausbleiben eines PASS gibt es neben dem tatsächlichen Fehlen von Emissionen viele andere Ursachen: eine ungünstige oder instabile Sondenlage, zu starke Umgebungsgeräusche, vom Kind verursachte Geräusche, Verschmutzungen der Sonde oder technische Defekte. Während die Situation im Falle eines PASS eindeutig ist (OAE-positives Ergebnis), werden alle eindeutig OAE-negativen und alle unklaren Messungen in der Kategorie REFER oder FAIL zusammengefasst.

Für ein PASS müssen viele Bedingungen erfüllt sein. Das normale Hörvermögen des Kindes ist nur *eine* unter ihnen.

Die Dichotomie des Screening-Ergebnisses ist mit der Reduktion der gesamten aus der TEOAE-Messung gewonnenen Information auf ein einziges Bit (ja/nein) gleichwertig. Hierfür sind die automatische Prüfung der Messbedingungen und eine Bewertung des Messergebnisses erforderlich. Letzteres geschieht am einfachsten durch die Extraktion von Parametern wie z. B. des Signal/Rausch-Verhältnisses oder der Reproduzierbarkeit. Diese Parameter werden entweder integral aus der gesamten Kurve oder differenziell für einzelne Frequenzbänder berechnet. Etwas aufwändiger aber auch sicherer in der Aussage ist die Gewinnung von Maßen für die Signifikanz des Signalnachweises durch signalstatistische Verfahren, wie z. B. der Vorzeichenmittelung und ihrer Auswertung mithilfe der Binomialstatistik.

Die Binomialstatistik beschreibt die Häufigkeit, mit der ein System einen bestimmten Zustand einnimmt, wenn die möglichen Zustände diskret (d. h. nicht kontinuierlich verteilt) sind und ihre Anzahl begrenzt ist. Ihre Anwendung bei der Beurteilung der TEOAE-Messung beruht darauf, dass der zu einem beliebigen aber in Bezug auf die Reizgebung festen Zeitpunkt im Gehörgang gemessene Schalldruck nur positiv oder negativ sein kann (seine Amplitude wird hierbei nicht berücksichtigt). Bei einem rein zufälligen Signal (Rauschen) treten positives und negatives Vorzeichen mit gleicher Wahrscheinlichkeit und daher im statistischen Mittel mit gleicher Häufigkeit auf. Wird nun die Häufigkeit für das Auftreten positiver und negativer Polarität für einen festen Punkt des Mikrophonsignals für alle Reize gezählt (Vorzeichenmittelung), so erhält man eine Information darüber, ob das zugrunde liegende Signal zufälligen Charakter hat oder systematisch vom Zufall abweicht. Je mehr der erhaltene Summen- oder Mittelwert von Null verschieden ist, desto geringer ist die Wahrscheinlichkeit dafür, dass das registrierte Signal nur aus Rauschen besteht. Es muss sich daher um eine Emission handeln, soweit keine anderen reizkorrelierten Signale vorliegen. Die Binomialstatistik gibt für die Wahrscheinlichkeit dafür, dass dies der Fall ist, einen exakten Wert an. Da das Vorzeichen des Signals auch bei einer Störung großer Amplitude nur die Werte + 1 und – 1 annehmen kann, ist die Vorzeichenmittelung äußerst stabil gegenüber Artefakten.

In der Anwendung wird die Vorzeichenmittelung nicht nur für einen Zeitpunkt, sondern für alle Messwerte innerhalb des poststimulatorischen Zeitfensters durchgeführt (andernfalls bestünde die Gefahr, dass ein Zeitpunkt gewählt wird, bei der die OAE-Kurve einen Nulldurchgang aufweist). Dabei ergibt sich eine Kurve, die vor allem dann, wenn die Störeinflüsse gering und stationär sind, mit der konventionellen Amplitudenmittelung große Ähnlichkeit aufweist. Ihre Zahlenwerte entsprechen aber keiner Schalldruckamplitude, sondern einer Wahrscheinlichkeit. Überschreitet diese Wahrscheinlichkeit an mehreren Punkten der Kurve einen vorgegebenen Wert (üblich sind 99.9 %), so gilt das Nutzsignal (TEOAE) als nachgewiesen.

Ähnlich wie das Vorzeichen können auch Amplitude und Phase der einzelnen Signalabschnitte analysiert und statistisch ausgewertet werden. Darüber hinaus sind auch Ansätze beschrieben worden, künstliche Intelligenz zur Erkennung des für eine TEOAE typischen Musters mithilfe von neuronalen Netzen einzusetzen (*Buller* et al. 2000).

3.2 Diagnostische Bestimmungsuntersuchung

Im Gegensatz zu Screening-Untersuchungen besteht das Ergebnis einer diagnostischen OAE-Messung nicht nur aus den Kategorien PASS oder FAIL, sondern aus einer wesentlich feineren Abstufung, zu der unter anderem die Kategorien „unbrauchbare Messung“, „begrenzte Messqualität“, „fragliche OAE“, „OAE nicht bei allen Frequenzen nachweisbar“, „deutlich ausgeprägte OAE“ und „OAE ungewöhnlich großer Amplitude“ gehören. Jenseits dieser verbalen Kategorien kann in Form diverser Parameter, durch die eine Emission beschrieben wird, quantitative und mit der Funktion des Innenohres in Verbindung stehende Information gewonnen werden (man beschafft sich nicht mithilfe einer aufwändigen Technik ein kByte Daten um die dabei erhaltene Information später auf ein Bit zu reduzieren).

Dennoch konzentriert sich die Bewertung einer OAE-Messung auf die Identifikation der physiologischen Reizantwort – und hier besteht die größte Schwierigkeit in der Unterscheidung zwischen abwesenden Emissionen und solchen, die sich dem Nachweis entziehen. Große Bedeutung hat hierbei eine vollständige Dokumentation nicht nur des Ergebnisses, sondern auch seines Zustandekommens. Insbesondere muss die Dokumentation alle Angaben enthalten, die für eine nachträgliche Einschätzung der Messbedingungen erforderlich sind und auch demjenigen ein Urteil ermöglichen, der die Messung nicht selbst durchgeführt hat. Die Kriterien für die Messbedingungen sind die Gehörgangsantwort, der Reizpegel und die Verstärkereinstellung, die Reizstabilität und ihr Zeitverlauf, die Zahl der Artefakte und die Lage der Artefaktgrenze, das Störgeräusch und das Restrauschen. Die Kriterien für den Signalnachweis sind die Reproduzierbarkeit, das Signal/Rausch-Verhältnis und statistisch berechnete Konfidenz- und Signifikanzgrenzen.

3.2.1 Auswertung der TEOAE

Es ist die Erfahrung vieler Anwender, dass die visuelle Beurteilung der TEOAE und ihre Identifizierung anhand ihrer typischen Merkmale ein weitaus größeres Gewicht haben als die Betrachtung der numerischen Parameter, mit deren Hilfe das Messergebnis beschrieben wird. Die charakteristischen Merkmale der latenzabhängigen OAE-Frequenz (bzw. der frequenzabhängigen Laufzeit) sind für das geschulte Auge unmittelbar identifizierbar, ebenso wie auch die Erkennung einer hohen Reproduzierbarkeit der Teilmittelwerte nicht zwingend eines mathematischen Hilfsmittels bedarf (Abb. 3.**1**). Dennoch ist die Extraktion numerischer Parameter aus den gemessenen Kurven sehr nützlich, schon allein weil das typische Erscheinungsbild durch die interindividuelle Variabilität und insbesondere durch spontane OAE-Aktivität gestört sein kann.

Allgemein werden als Kriterien für eindeutig nachweisbare OAE eine Reproduzierbarkeit über 60% oder ein Signal/Rausch-Verhältnis S/N über 6 dB akzeptiert. Diese Werte dienen in der Praxis als quantitative Entscheidungskriterien, deren Bedeutung aber nicht überschätzt werden sollte, da eindeutige und reproduzierbare Signale meistens auch ohne maschinelle Hilfe und numerische Auswertung erkennbar sind.

Der intelligenzbegabte Betrachter und erfahrene Auswerter ist zwar im Allgemeinen nicht in der Lage anzugeben, ob die Reproduzierbarkeit eher 58% oder eher 62% beträgt, er erkennt jedoch mit großer Sicherheit anhand der überlagerten Teilmittelwertkurven, ob die Reproduzierbarkeit für seine Zwecke ausreichend ist.

Von Maschinen berechnete Zahlen verleiten zu ihrer eigenen Überbewertung. Zu Recht spricht man Rechenmaschinen einige menschliche Unzulänglichkeiten (wie z.B. Stimmungs-, Konzentrations- und Leistungsschwankungen) ab. Es ist jedoch zu beachten, dass ihnen andererseits eine wichtige menschliche Eigenschaft (noch) nicht eigen ist: die Fähigkeit zum Abwägen verschiedener Faktoren und ihr Zusammenfügen zur Erlangung einer Entscheidung. Wenn wir diese Überlegenheit nutzen wollen, müssen wir über die Bedeutung der Faktoren, die wir mit unscharf definierten Gewichten zu einem JA oder NEIN zusammensetzen, genau informiert sein. Es ist in diesem Zusammenhang wichtig zu wissen, dass Reproduzierbarkeit und Signal/Rausch-Verhältnis unter Voraussetzungen, die für gewöhnlich in guter Näherung erfüllt sind, gleichwertig sind (*Hoth* und *Polzer* 2006). Die Zahl der Faktoren, die es zu beachten gilt, ist daher meistens kleiner als die Zahl der auf dem Bildschirm eines OAE-Messgerätes angezeigten Parameter.

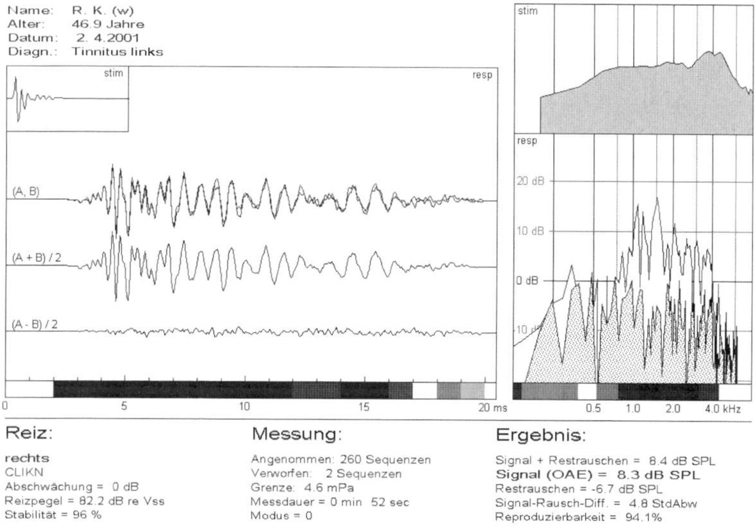

Abb. 3.**1** Zur Identifizierung der TEOAE und ihrer Abgrenzung gegenüber dem Restrauschen dienen verschiedene Merkmale und Parameter. Zunächst wird anhand von Zeitfunktion und Spektrum des Reizes, Pegel des Störgeräusches, Stabilität der Sonde und Artefaktverhalten die Messqualität beurteilt. Die physiologische Antwort kann bei ausreichender Messqualität anhand ihrer typischen Merkmale und ihrer Reproduzierbarkeit identifiziert werden.

> Eine Reproduzierbarkeit > 60 % ist in den meisten Fällen mit einer Emission gleichbedeutend; Ausnahmen in beiden Richtungen sind möglich.

In die Berechnung der Reproduzierbarkeit (die mathematisch nichts anderes ist als ein Korrelationskoeffizient) gehen die vollständigen Teilmittelwertkurven ein, d.h. es tragen die Anteile aller Latenzen zum Ergebnis bei. Dies kann dazu führen, dass Emissionen, die nur in Teilbereichen des Zeitfensters auftreten, nicht genügend Gewicht erhalten und daher übersehen werden. Bei der sicheren Erkennung von Normalbefunden verursacht dies keine Fehler, da sich die TEOAE normalhörender Ohren über den gesamten Zeitbereich von 0–20 ms erstrecken. Liegen hingegen reproduzierbare TEOAE nur in einem Teil des Zeitfensters vor (wie es z.B. bei einem Tieftonhörverlust der Fall ist), so enthält der zeitlich integral berechnete Korrelationskoeffizient nicht die für diese Emission relevante Information, da sein Zahlenwert niedriger ist als es der Reproduzier-

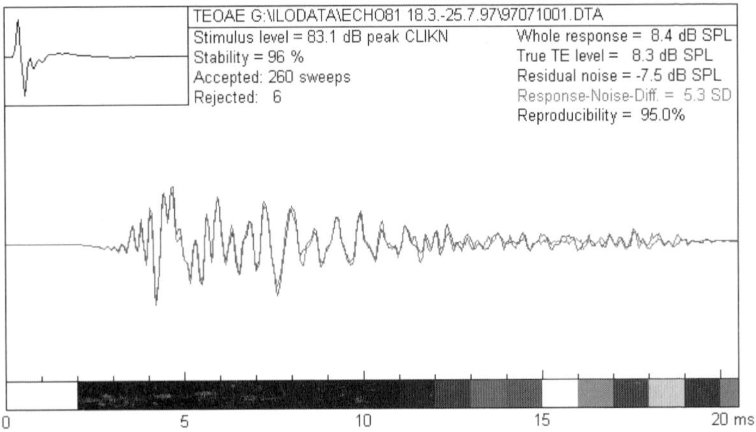

Abb. 3.**2** Die Reproduzierbarkeit einer TEOAE-Kurve kann nicht nur für die gesamte Kurve (integral 95 %) sondern auch für zeitliche Teilabschnitte (differenziell) betrachtet werden. Die Visualisierung der Korrelation in Schwärzungsstufen ist zur Veranschaulichung wesentlich besser geeignet als die Angabe von Zahlen. Im gezeigten Beispiel, an einem Ohr mit 70 dB Tieftonhörverlust gemessen, liegen nur im ersten Teil des Zeitfensters reproduzierbare Signale vor.

barkeit der zeitlich eng umgrenzten TEOAE entspricht. Mithilfe einer zeitlich differentiellen Betrachtung des Korrelationskoeffizienten hingegen werden die Reizantworten sicher erkannt (Abb. 3.**2**).

Von großer Bedeutung für die Interpretation eines Messergebnisses ist die Frage, wie groß die Reproduzierbarkeit sein muss, damit das Signal als nachgewiesen und seine Korrelation als signifikant gelten kann. Unter der Voraussetzung, dass das Hintergrundgeräusch normalverteilt und die Zahl seiner Freiheitsgrade bekannt ist, kann diese Frage mit statistischen Methoden bearbeitet und beantwortet werden. Leider sind diese Voraussetzungen in der Praxis nicht erfüllt, da die statistisch relevanten Eigenschaften des Rauschens variabel sind und in hohem Maße von den Einzelheiten der Signalverarbeitung abhängen. Daher beruht die Berechtigung der oben angegebenen und allgemein angewendeten Regel auf der empirischen Erfahrung, dass die Reproduzierbarkeit von Messungen, die gemäß Beurteilung durch einen erfahrenen Untersucher als emissionspositiv eingestuft wurden, über 60 % liegt. Dies ist damit gleichwertig, dass das Signal/Rausch-Verhältnis mehr als 6 dB beträgt bzw. dass die gesamte effektive Amplitude um mehr als 0,8 Standardabweichungen über dem Mittelwert des Rauschens liegt (*Hoth* und *Polzer* 2006).

Die TEOAE werden nicht nur im Zeit-, sondern auch im Frequenzbereich betrachtet und ausgewertet. Hierzu dienen die aus den Zeitfunktionen durch mathematische Transformation berechneten Spektren (Abb. 3.**3**). Die Verfügbarkeit zweier Ausfertigungen der Zeitfunktion (Teilmittelwertkurven) eröffnet die Möglichkeit, zwei Spektren mit unterschiedlicher Information zu erzeugen (Kreuzleistungsspektren). Eines von ihnen enthält den kohärenten Anteil, d.h. die in beiden Teilmittelwerten gleichermaßen auftretenden Frequenzkomponenten. Das zweite Spektrum gibt den inkohärenten Anteil wieder, der der Abweichung zwischen den Teilmittelwerten entspricht und somit in enger Beziehung zum Restrauschen steht. Das kohärente Spektrum enthält alle reizbezogenen Antworten; diese sind bis auf einen möglichen Reizartefakt mit der otoakustischen Emission identisch. Eine große Amplitude bzw. ein hoher Pegel im kohärenten Spektrum kann daher mit einer ausgeprägten Emissionsaktivität bei der zugehörigen Frequenz gleichgesetzt werden.

Um die Verwechslung mit Reizartefakten zu vermeiden sollte das Emissionsspektrum immer in Beziehung zur Gehörgangsantwort, in der ausschließlich die passiven mechanischen Antworten enthalten sind, betrachtet werden. Diese weist im Fall eines ausgeprägten Reizartefaktes ein resonanzähnliches Maximum bei typischerweise 4 kHz auf; findet sich im Emissionsspektrum dieselbe Struktur, so liegt mit großer Wahrscheinlichkeit eine Kontamination durch den Reiz vor.

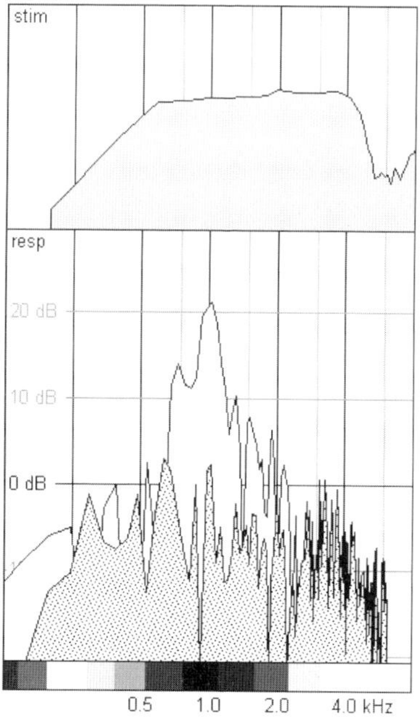

Abb. 3.**3** Die aus den TEOAE Zeitfunktionen berechneten Spektren (unterer Teil der Abbildung) geben Auskunft über die in der Emission enthaltenen Frequenzen (kohärenter Anteil, weiß) und die Frequenzabhängigkeit des Restrauschens (inkohärenter Anteil, schattiert). Eine signifikante Antwort liegt nur vor, wenn die weiße Fläche wesentlich über die schattierte Fläche hinausragt. Besondere Erwähnung verdient die Tatsache, dass bei vielen Geräten eine lineare Frequenzachse verwendet wird, im Gegensatz zu der sonst in der Audiologie üblichen (und in dieser Abbildung verwendeten) logarithmischen Einteilung. Die zu diesem Spektrum gehörenden TEOAE wurden an einem Ohr mit Hochtonhörverlust gemessen. Im oberen Teil der Abbildung ist die Gehörgangsantwort wiedergegeben.

Ähnlich wie sich in den Frequenzspektren die Beiträge einzelner Bereiche der Kochlea zur Gesamtantwort ablesen lassen, können auch das Signal/Rausch-Verhältnis und die mit diesem eng zusammenhängende Reproduzierbarkeit für frequenzbezogene Anteile der Emission berechnet, numerisch angegeben oder in Graustufen umgerechnet und über der Frequenzachse wiedergegeben werden. Liegt in einem Frequenzband ein großes Signal/Rausch-Verhältnis bzw. eine hohe Reproduzierbarkeit vor, so kann dies audiologisch als Entsprechung eines Basilarmembran-Abschnittes mit gut erhaltener Haarzellfunktion interpretiert werden. Hierbei muss jedoch beachtet werden, dass die Grenzen der Frequenzbänder bei manchen Geräten in einer linearen Aufteilung entlang der Frequenzachse angeordnet sind – an Stelle der in der Audiologie sonst üblichen logarithmischen Einteilung (beispielsweise in Terz- oder Oktavbändern). Dies täuscht insbesondere in Hinblick auf das Verhalten bei niedrigen Frequenzen eine in Wirklichkeit nicht vorhandene Frequenzspezifität der Messung vor.

Das Signal/Rausch-Verhältnis (*signal to noise ratio*, SNR oder S/N) ist als Quotient von Schalldruckamplituden oder – hierzu gleichwertig – als Differenz von Schallpegeln definiert und es wird im Allgemeinen in dB, seltener unter Verwendung der Standardabweichung als Maßeinheit („Response-Noise-Diff." in Abb. 3.**2** mit SD = *standard deviation*) angegeben. Die Angabe „S/N = 6 dB" bedeutet, dass die Summe aus OAE und Restrauschen um 6 dB bzw. einen Faktor 2 größer ist als das Restrauschen; „S/N = 1 SD" hingegen bedeutet, dass die Amplitude der OAE diejenige des Restrauschens um eine Standardabweichung des Restrauschens übertrifft. Nur unter der Voraussetzung, dass die Standardabweichung des Restrauschens klein ist gegen seinen Mittelwert, sind beide Angaben näherungsweise gleichwertig. Ist diese Voraussetzung nicht erfüllt, was beispielsweise für Messungen mit wenigen Mittelungsschritten zutrifft, so ist nur die Standardabweichung und nicht das logarithmische Verhältnismaß dB für die Sicherheit des Signalnachweises relevant und sie sollte daher allgemein als das zuverlässigere Maß bevorzugt werden.

Da die Rechnung mit logarithmischen Größen nicht für alle Menschen zum alltäglichen Erfahrungsschatz gehört, sei hier auf die mathematischen Hintergründe der Bedingung „Signal/Rausch-Verhältnis > 6 dB" näher eingegangen. Zunächst muss darauf hingewiesen werden, dass die Bezeichnung „Signal/Rausch-Verhältnis" nicht ganz zutreffend ist: Nicht das Verhältnis von Signalamplitude zu der des Restrauschens beträgt 6 dB, sondern die Differenz aus dem Schallpegel L_{S+N}, der der *gesamten*, aus Signal (d. h. TEOAE) und Rauschen zusammengesetzten Amplitude entspricht, und dem Pegel L_N, der der Amplitude a_N des Rauschens entspricht. Wenn zwei Schallpegel L sich um 6 dB unterscheiden, dann stehen die zugehörigen Amplituden a zueinander im Verhältnis 2:1 und ihre zu a^2 proportionalen Intensitäten im Verhältnis 4:1. Diese Beziehung ist allgemein bekannt und leicht nachzurechnen. Wird nun näherungsweise angenommen, dass die gemessene Intensität sich additiv aus den Intensitäten von Signal und Rauschen zusammensetzt, so sind die Ungleichungen $L_{S+N} - L_N > 6$ dB und $a_s^2 + a_N^2 > 4\ a_N^2$ gleichwertig. Hieraus ergibt sich die Beziehung $a_s^2 > 3\ a_N^2$ und dies wiederum bedeutet nichts anderes als $L_S > L_N + 10\,dB \cdot \log 3 = L_N + 4{,}8\,dB$. Bei einem Restgeräuschpegel von z. B. 9,3 dB SPL muss die reine Emissionsamplitude somit mindestens 14,1 dB SPL betragen, wenn das geforderte 6dB-Kriterium erfüllt sein soll – Emissionen, deren Amplitude unter diesem Wert liegt, entziehen sich dem Nachweis (vgl. Abb. 5.**5**). Ohne Beweis sei noch mitgeteilt, dass die Bedingungen „Signal/Rausch-Verhältnis > 6 dB" und „Reproduzierbarkeit > 60 %" in guter Näherung gleichwertig sind (*Hoth* und *Polzer* 2006).

Eine hohe Reproduzierbarkeit bzw. ein großes Signal/Rausch-Verhältnis können sich nur ergeben, wenn die Amplitude der Emission groß ist im Verhältnis zu der des Restrauschens. Umgekehrt bedeutet eine kleine Reproduzierbarkeit, dass die TEOAE eine kleine und/oder das Restrauschen eine große Amplitude aufweist. Die Reproduzierbarkeit alleine erteilt keine Auskunft darüber, welche dieser zwei Bedingungen erfüllt ist. Da diese Differenzierung aber von fundamentaler Bedeutung für die Interpretation des Messergebnisses ist, muss zusätzlich zur Reproduzierbarkeit die Amplitude des Restrauschens bzw. der zu ihr äquivalente Schallpegel betrachtet werden. Es ist unmittelbar nachvollziehbar, dass eine TEOAE, deren Amplitude 12 dB SPL beträgt, sich bei einem Störgeräuschhintergrund von 20 dB SPL dem Nachweis entzieht. Unter keinen Umständen darf diese Situation dazu führen, dass das Ergebnis als emissionsnegativ bewertet wird.

Die Reproduzierbarkeit ist ein Maß für die Sicherheit des Signalnachweises, die Amplitude des Restrauschens ein Maß für die Qualität der Messung.

Die bisher betrachteten Maßzahlen beschreiben die *relative*, auf den Störgeräuschhintergrund bezogene Amplitude der TEOAE und sie dienen der Gewinnung einer Aussage über die Sicherheit des Signalnachweises. Für viele Fragestellungen ist aber auch die *absolute* Amplitude bzw. der aus ihr berechnete Schallpegel von Bedeutung. Sie geht in die Berechnung von Signal/Rausch-Verhältnis bzw. Reproduzierbarkeit ein, wird aber durch die Quotientenbildung verdeckt: Eine große Emission kann durchaus mit einer kleinen Reproduzierbarkeit einhergehen und umgekehrt. Unter den absoluten Amplituden müssen drei Größen unterschieden werden: die Amplitude des gesamten, aus TEOAE und Restrauschen zusammengesetzten Signals („Whole response" in Abb. 3.**2**), die Amplitude des Restrauschens („Residual noise" in Abb. 3.**2**) und die aus diesen zwei Zahlen berechnete korrigierte Amplitude („True TE level" in Abb. 3.**2**). Alle absoluten Amplituden werden in den Maßeinheiten μPa oder dB SPL angegeben. Die (geschätzte) Amplitude des Restrauschens ergibt sich rechnerisch aus der durch 2 dividierten Differenz der Teilmittelwertkurven A und B.

Zur Korrektur der TEOAE-Amplitude müssen die Varianzen von Gesamtmittelwert und halber Differenz der Teilmittelwerte voneinander abgezogen und das Ergebnis in dB SPL umgerech-

net werden. Keinesfalls darf für die Berechnung der korrigierten Amplitude die Differenz aus den dB-Werten gebildet werden, die die Gesamtamplitude und das Restrauschen bemessen. Wegen der Definition des Pegels als logarithmisches Verhältnismaß wäre dies mit einer Quotientenbildung, nicht aber mit einer Subtraktion gleichwertig.
Die Angabe von TEOAE-Amplituden ist streng genommen nur gemeinsam mit dem für sie geltenden Konfidenzintervall vollständig. In dessen Berechnung gehen die Varianzen von Gesamtsignal und Restrauschen, die Zahl der Freiheitsgrade und ein für die gewünschte statistische Sicherheit charakteristischer Parameter der χ^2-Verteilung ein. Die (maschinelle) Berechnung des Konfidenzintervalls steht leider nicht in vielen Geräten zur Verfügung, von einer manuellen Berechnung ist abzuraten.

3.2.2 Auswertung der DPOAE

Das Ergebnis einer DPOAE-Messung wird ausschließlich im Frequenzbereich betrachtet. Der Darstellung des Messergebnisses in Form eines DP-gramms geht eine erhebliche Datenreduktion voraus. Dies begrenzt die Anforderungen an den Untersucher auf die Beurteilung weniger numerischer Parameter, es verringert aber auch die Möglichkeiten zur Abgrenzung zwischen physiologischen Antworten und Artefakten. Typische Merkmale der Zeitfunktion, wie sie bei den TEOAE zur Identifizierung einer physiologischen Antwort beitragen, spielen hier keine Rolle. Zur Beurteilung der Signifikanz einer Antwort wird der um die Frequenz des Distorsionsproduktes zentrierte Ausschnitt aus dem gesamten Spektrum betrachtet (Abb. 3.**4**). Die Entscheidung beruht allein auf den Größenverhältnissen von Nutz- und Störsignal.

Im DP-gram sind die Pegel des Distorsionsproduktes und des Restrauschens über der Reizfrequenz aufgetragen (Abb. 3.**5**). Die Frequenzen, bei denen signifikante Antworten auftreten, sind dadurch gekennzeichnet, dass der DPOAE-Pegel signifikant über dem Störgeräuschpegel liegt. Als Signifikanzkriterium für das Signal/Rausch-Verhältnis wird häufig die feste Grenze von 6 dB angesetzt; in Hinblick auf die Sicherheit des Signalnachweises und die Vergleichbarkeit von Messungen unterschiedlicher Genauigkeit ist es jedoch besser, die Differenz in Einheiten der Standardabweichung zu messen und zu bewerten. Unter der Annahme normalverteilter Amplituden des Störgeräuschhintergrundes entspricht ein Abstand von zwei Standardabweichungen einer statistischen Sicherheit von 95 %.

Ein Distorsionsprodukt gilt als nachgewiesen, wenn die Amplitude der zugehörigen Frequenz um mehr als 2 Standardabweichungen über der des Restrauschens liegt.

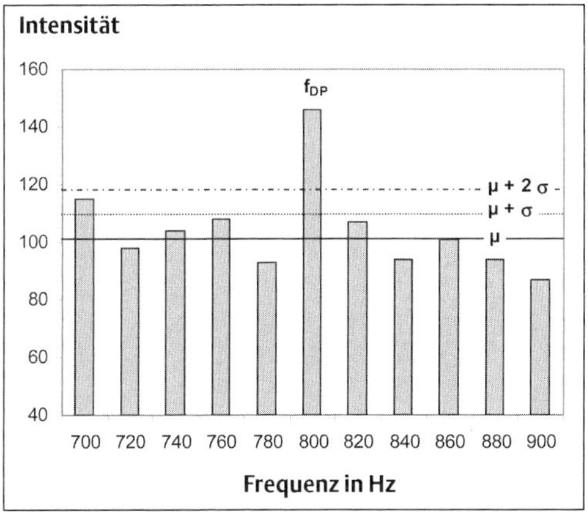

Abb. 3.**4** Amplitude, Intensität oder Pegel der DPOAE werden bestimmt, indem im Frequenzspektrum die Höhe der Linie bei der Frequenz $f_{DP} = 2f_1 - f_2$ (hier 800 Hz) abgelesen wird. Die sich ergebende Amplitude ist unvermeidlich aus Beiträgen der physiologischen Antwort und des Hintergrundrauschens zusammengesetzt. Um diese Beiträge voneinander zu trennen wird das Restrauschen als Mittelwert μ aus der Intensität der die Frequenz f_{DP} umgebenden Linien abgeschätzt. Als Signal/Rausch-Verhältnis wird häufig etwas ungenau der Quotient aus Gesamtamplitude und Störgeräuschamplitude definiert. Es wird entweder in dB oder in Vielfachen der Standardabweichung σ angegeben. Das Distorsionsprodukt gilt als nachgewiesen, wenn die bei der Frequenz f_{DP} vorliegende Intensität das in dB oder besser in Einheiten von σ definierte Signifikanzkriterium überschreitet.

Wegen der Beschränkung auf wenige numerische Parameter ist die Auswertung der DPOAE in viel höherem Maße automatisierbar als die der TEOAE. Die zentrale Rolle spielt hierbei in nahezu allen gängigen Systemen das Signal/Rausch-Verhältnis. Dieses kann, wie weiter oben im Zusammenhang mit den TEOAE näher erläutert wurde, in eine Reproduzierbarkeit umgerechnet werden. Dadurch wird jedoch keine neue Information gewonnen, sondern lediglich ein aus den Daten der abgeschlossenen Messung (*offline*) extrahierter Parameter anders interpretiert. Eine Verbesserung des Signalnachweises ist nur möglich, wenn signalstatistische Verfahren angewendet werden, die die Daten bereits *während* der Messung (*online*) analysieren und der Parameterextraktion in Hinblick auf ihre Leistungsfähigkeit (statistische *power*) überlegen sind. Diese Verfahren beruhen auf der statistischen Verwertung von Amplitude und Phase des rohen Mikrophonsignals.

Die maschinelle Auswertung der DPOAE mithilfe der Phasenstatistik beruht darauf, dass das physiologische Distorsionsprodukt nicht nur durch seine Frequenz f_{DP}, sondern auch durch

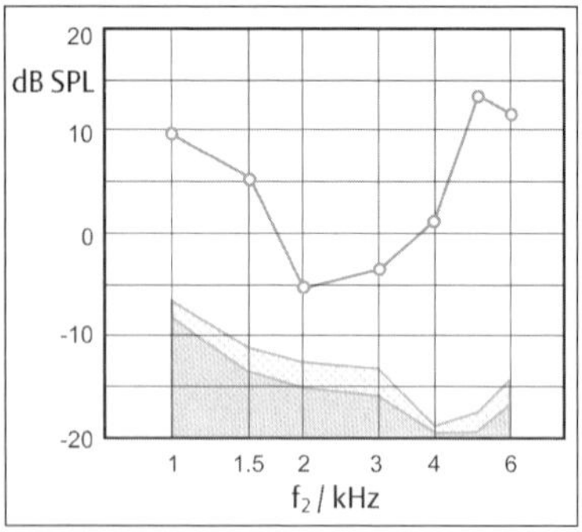

Abb. 3.**5** Im DP-gram ist der Pegel der bei festem Reizpegel gemessenen DPOAE über der höheren der zwei Reizfrequenzen aufgetragen (mit einer Linie verbundene Messpunkte). Zusätzlich ist das Restrauschen wiedergegeben (schattierte Fläche). Die zwei oberen Grenzlinien dieser Fläche entsprechen dem um zwei bzw. eine Standardabweichung vermehrten Mittelwert des Störgeräuschhintergrundes. Diese Darstellung erleichtert die Beantwortung der wichtigen Frage, um wie viele Standardabweichungen das gemessene Gesamtsignal den Störgeräuschhintergrund übertrifft.

eine feste Beziehung seiner Phase zu der des Reizes gekennzeichnet und dadurch von Störeinflüssen unterscheidbar ist. Während die Frequenz f_{DP} selbstverständlich auch im Störgeräuschhintergrund enthalten ist, ist sie in Verbindung mit einer bevorzugten Phase charakteristisch für die physiologische Antwort: Der Zufall kennt keine systematische Bevorzugung. Die Phase wird aus jedem Signalabschnitt ermittelt, aus den Phasen vieler Signalabschnitte kann eine Häufigkeitsverteilung berechnet und z. B. in einem Kreisdiagramm (Polarkoordinaten) dargestellt werden. Statistische Methoden erlauben nun eine Aussage darüber, ob eine bestimmte Phase mit einer größeren Häufung auftritt, als sich durch eine zufällige Verteilung erklären lässt.

3.3 Auswertung bei speziellen Fragestellungen

Die im Zusammenhang mit der Auswertung der OAE bisher betrachteten Amplituden von Gesamtsignal und Rauschen sowie die daraus berechneten Zahlenverhältnisse können in Hinblick auf ihre Abhängigkeit von den Reizparametern näher untersucht werden. Das Ziel besteht in der Gewinnung von quantitativen und frequenzspezifischen Aussagen über das Hörvermögen. Es liegen zahlreiche Hinweise darauf vor, dass die Eingangs/Ausgangs-Kennlinien („Wachstumsfunktionen") in der Lage sind, hierzu einen Beitrag zu leisten. Aus ihnen kann die Reizantwortschwelle bestimmt und aus dieser auf die Hörschwelle geschlossen werden. Darüber hinaus könnten möglicherweise auch Phase und Latenz der OAE als bisher wenig beachtete Kenngrößen zur Erweiterung der audiologisch verwertbaren Information beitragen.

3.3.1 TEOAE

Das unregelmäßige Schwingungsmuster der TEOAE ist einerseits sehr individualspezifisch, andererseits aber weist es übergeordnete und in nahezu allen Einzelfällen anzutreffende Merkmale auf. Im Zeitverlauf treten typischerweise zuerst – d. h. kurze Zeit nach dem Reiz – schnelle, und später – d. h. mit längeren Latenzzeiten – langsame Oszillationen auf. Dies entspricht qualitativ der physiologischen Verarbeitung der Frequenzen entlang der Basilarmembran: Die durch einen breitbandigen Clickreiz ausgelöste kochleäre Wanderwelle erreicht zunächst die basalen Bereiche, an denen die hohen Frequenzen verarbeitet werden, und erst mit längerer Verzögerung die apikalen, mit den niedrigen Frequenzen verknüpften Bereiche. Dieser Zusammenhang zwischen Latenz und Frequenz spiegelt sich in den TEOAE wider. Aus dem beobachteten Schwingungsmuster können daher Hinweise auf Hörverluste, die nur einen Teil des Frequenzbereiches betreffen, abgelesen werden. Eine Unterstützung bieten hierbei sogenannte „Fensterfunktionen“, die einen Bereich der TEOAE ausblenden und durch Transformation des Teilbereiches in den Frequenzbereich eine Analyse des Zusammenhanges zwischen Latenz und Frequenz ermöglichen. Hierbei bestätigt sich die Erwartung, dass die mittlere Frequenz innerhalb eines Zeitfensters (Frequenzschwerpunkt) mit zunehmender Latenz abnimmt (Abb. 3.**6**). Dieser Entsprechung zwischen Frequenz und Latenz sind allerdings Grenzen gesetzt, die die audiologische Deutung einschränken, denn die relevanten Vorgänge innerhalb des Innenohres sind bereits 2 ms nach dem Reiz abgeschlossen, wohingegen die OAE bis zu 20 ms lang anhalten.

Wenig gebräuchlich aber durchaus möglich ist die Bestimmung der OAE-Schwelle aus der so genannten Wachstumsfunktion. Zur Konstruktion dieses funktionalen Zusammenhanges ist es günstig, die TEOAE im *linear mode* zu messen, d. h. ohne Anwendung einer Reizsequenz, die für die Auslöschung linearer Signalanteile konzipiert ist. Liegt die Eingangs/Ausgangs-Funktion vor, so ist die Reizantwortschwelle durch ihren Nulldurchgang bei niedrigen Reizpegeln definiert. Hierbei müssen zwei Sachverhalte beachtet werden: Ein Nulldurchgang kann nur erfolgen, wenn erstens die gemessene Amplitude zur Berücksichtigung des Restrauschens korrigiert wird und zweitens, wenn nicht der Emissions*pegel*, sondern die OAE-*Amplitude* über dem Reizpegel aufgetragen wird. Da die in der Nähe der Reizantwortschwelle gemessenen Amplituden wegen ihrer Kleinheit mit großer Unsicherheit behaftet sind, ist zur

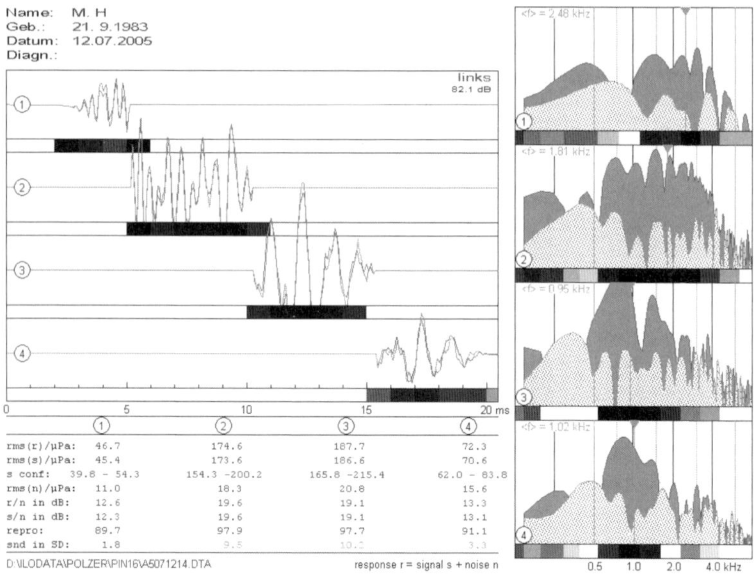

a b

Abb. 3.**6** Die Zerlegung einer clickevozierten TEOAE-Kurve in vier Zeitfenster gleicher Länge (**a**) und die Transformation der Kurvenabschnitte innerhalb dieser Latenzbereiche in den Frequenzbereich (**b**) offenbart die Dominanz hoher Frequenzen bei kurzen und niedriger Frequenzen bei langen Latenzen. Die als gewichtete Mittelwerte berechneten Schwerpunktfrequenzen <f> der einzelnen Spektren sind in kHz angegeben und durch senkrechte Linien gekennzeichnet.

Auffindung der Schwelle eine Extrapolation der im überschwelligen Bereich erhaltenen Messwerte erforderlich. Andererseits ist in diesem Kontext gerade das schwellennahe Verhalten der OAE relevant. Somit kann die Reizantwortschwelle entweder als wenig relevanter Wert aus Messwerten großer Genauigkeit oder als eher relevanter Wert aus unsicheren Messwerten abgeleitet werden. Einen Ausweg aus diesem Dilemma könnten evtl. signalanzeigende Parameter weisen, die bei konsequenter Anwendung signalstatistischer Verfahren besser zur Schwellenbestimmung geeignet sind als die relativ störanfällige Amplitude. Hinsichtlich der mangelnden Frequenzspezifität breitbandig gemessener und integral ausgewerteter TEOAE besteht Anlass zu der Erwartung, dass durch die separate Betrachtung von Wachstumsfunktionen für die oben erwähnten Zeitfenster ein diagnostisch verwertbarer Informationsgewinn zu erzielen ist (*Hoth* et al. 2006).

Die Latenz der TEOAE kann aus der Filterung der Zeitfunktion als Maximum der Einhüllenden (*Engdahl* et al. 1994) oder durch eine *wavelet*-Transformation (*Sisto* und *Moleti* 2002) bestimmt werden. Wird die Latenz über der Mittenfrequenz des zugehörigen Frequenzbereiches aufgetragen, so ergeben sich mit zunehmender Frequenz abnehmende Werte. Die Bestimmung der Latenz trägt jedoch wenig zur diagnostischen Nutzung der TEOAE bei, da sie durch Hörstörungen kochleärer Ursache nicht beeinflusst wird (*Hoth* und *Weber* 2001). Dies steht im Widerspruch zum theoretisch begründeten aber experimentell bisher nicht ausreichend bewiesenen Zusammenhang zwischen der Latenz der OAE und dem Frequenzauflösungsvermögen des Ohres (*Moleti* und *Sisto* 2003). Dem Modell zufolge geht eine große Latenz mit einer hohen Abstimmungsgüte und damit einer guten Frequenzauflösung einher. Das eingeschränkte Frequenzselektionsvermögen des geschädigten Innenohres müsste sich daher in kürzeren Latenzzeiten (oder schneller abklingenden TEOAE) widerspiegeln. Wenn dies überzeugend bestätigt wird, dann könnte aus der latenzabhängigen Betrachtung der in ihre Frequenzkomponenten zerlegten TEOAE eine Aussage über die Frequenzdiskrimination gewonnen werden.

Die TEOAE gelten allgemein als ein interindividuell sehr variables aber intraindividuell sehr stabiles Signal. Dies eröffnet die Perspektive, anhand von Verlaufsbeobachtungen eine beginnende Innenohrschädigung empfindlich und frühzeitig zu erkennen. Aus den bisher vorliegenden Erfahrungen deutet sich an, dass der akkurate Vergleich von TEOAE-Registrierungen, die zu verschiedenen Zeitpunkten an demselben Ohr unter gleichwertigen Bedingungen durchgeführt wurden, zur Detektion von Veränderungen der Innenohrleistung geeignet ist. Die Auswertung derartiger Messreihen erfolgt durch Betrachtung der Zeitabhängigkeit der Amplitude und wird sinnvollerweise durch die Berechnung von Kreuzkorrelationskoeffizienten ergänzt, die in einer Matrixdarstellung die Erkennung von Veränderungen erleichtern (*Hoth* und *Bönnhoff* 1993).

3.3.2 DPOAE

Auf die Eigenschaften der akustischen Reize und die Technik des Signalnachweises ist es zurückzuführen, dass die DPOAE anders als die TEOAE nicht im Zeitbereich sondern ausschließlich im Frequenzbereich betrachtet werden. DPOAE weisen keine charakteristische temporale Struktur auf, da sie zumindest beim Nachweis mit den üblichen Verfahren nur den stationären, eingeschwungenen Zustand des Innenohres wiedergeben, nicht aber sein Ein- und Ausschwingverhalten. Die Darstellung des Messergebnisses in Abhängigkeit von einer für den Reiz charakteristischen Frequenz verleitet dazu, die

DPOAE in Analogie zur Tonhörschwelle für ein frequenzspezifisches Maß der Innenohrleistung zu halten (die Bezeichnung „DP-gram“ hat ein Übriges hierzu beigetragen). Dieser Erwartung entspricht die Realität nur mit großen Einschränkungen: Das DP-gram weist meistens eine Feinstruktur von großen und kleinen Werten auf, die in der subjektiven Hörschwelle nicht zu finden ist. Einer der Gründe hierfür besteht darin, dass Schwellen unter Anwendung schwellennaher Reize bestimmt werden. Sofern die DPOAE durch überschwellige Reiztöne ausgelöst werden, trägt die Betrachtung ihrer Frequenzabhängigkeit nur in sehr begrenztem Maße zur Erkennung eines frequenzabhängigen Hörverlustes bei.

Näher an dieses audiologisch äußerst wichtige Ziel führt die Messung der Reizpegelabhängigkeit der DPOAE-Amplitude. Werden die *Eingangs/Ausgangs-Funktionen* (Wachstumsfunktionen) der DPOAE für viele Paare von Reizfrequenzen gemessen, so können die jeweiligen Reizantwortschwellen durch Extrapolation der Wachstumsfunktionen bestimmt werden (*Boege* und *Janssen* 2002). Aus den im Zusammenhang mit den TEOAE diskutierten Gründen ist es auch hier erforderlich, nicht den Pegel sondern den Schalldruck des in Hinblick auf das Restrauschen korrigierten Signals über dem Reizpegel aufzutragen. Für den funktionalen Zusammenhang zwischen Reizpegel und DPOAE-Amplitude wurde bisher keine analytisch formulierbare Modellfunktion gefunden, sodass für die Extrapolation der Messwerte ein zumindest in Schwellennähe linearer Zusammenhang postuliert wird. Einige der noch ungelösten Probleme bei der Schwellenbestimmung ergeben sich daraus, dass einerseits die Genauigkeit schwellennaher Messwerte sehr begrenzt ist und andererseits die lineare Näherung im überschwelligen Bereich sicherlich unzulässig ist. Darüber hinaus ist gezeigt worden, dass die Wachstumsfunktion gerade in Schwellennähe durch die zweite DPOAE-Quelle (s. S. 43ff.) in einer Weise beeinflusst wird, die den Zusammenhang zum Hörvermögen an dem der Frequenz f_2 zugeordneten Ort teilweise zerstört (*Mauermann* und *Kollmeier* 2004). Möglicherweise können einige der heute noch bestehenden Hindernisse mithilfe von signalanzeigenden Parametern, die entweder während der Messung durch signalstatistische Auswertungen berechnet oder aus den fertigen Ergebnissen extrahiert werden, überwunden werden (*Hoth* 2005b).

4 Audiologische Deutung der OAE

Die audiologische Deutung der otoakustischen Emissionen stellt den Bezug zwischen dem Messergebnis und dem Hörvermögen des untersuchten Ohres her. Es besteht heute kein Zweifel mehr daran, dass die OAE die mit der biologischen Verstärkung des Schallsignals einhergehende Aktivität der äußeren Haarsinneszellen widerspiegeln. Daher sind die OAE keineswegs ein Hörtest, sondern ein Funktionstest für die äußeren Haarzellen (*outer hair cells*, OHC) – nicht mehr und nicht weniger. Trotz dieser Einschränkung erfassen die OAE nahezu alle klinisch relevanten Innenohrhörstörungen, weil die OHC einerseits aufgrund ihrer Funktion für das normale Hören unerlässlich und andererseits aufgrund ihrer Verletzlichkeit durch viele Einflussfaktoren geschädigt werden.

Die OAE-Messung ist kein Hörtest, sondern ein Test der funktionellen Integrität der äußeren Haarzellen.

Aufgrund dieser Fakten sollte bei Betrachtung reiner Innenohrschäden ein streng reziproker Zusammenhang zwischen Hörverlust und OAE-Amplitude vorliegen: Ein gutes Hörvermögen geht mit einer großen OAE-Amplitude einher, mit zunehmendem Hörverlust nimmt die OAE-Amplitude ab und bei Funktionsverlust sämtlicher äußeren Haarzellen (ca. 50 dB Hörverlust) werden keine OAE mehr angetroffen. Dieser Zusammenhang wird im statistischen Mittel tatsächlich beobachtet, die Variabilität der bei gleichem Hörverlust angetroffenen OAE-Amplituden verschiedener Ohren ist jedoch so groß, dass aus der gemessenen Amplitude keinesfalls auf das Ausmaß des Hörverlustes geschlossen werden kann.

Für die große Variabilität der OAE vor allem in Hinblick auf ihre Amplitude existiert noch keine befriedigende Erklärung. Es sind zwar zahlreiche Faktoren (Geschlecht, Alter, Eigenschaften des Gehörgangs, Eigenschaften der Kochlea und der Haarzellen, efferente Steuerung der Haarzellen, spontane Aktivität) bekannt, die die Größe und Frequenzabhängigkeit der OAE beeinflussen, doch fällt es schwer zu akzeptieren, dass diese Faktoren sich auf das Hören gar nicht oder wenig, auf die OAE hingegen sehr stark auswirken.

Bei den Methoden zur Messung der OAE handelt es sich nicht um unfehlbare diagnostische Instrumente, sondern um fehlerbehaftete Messverfahren.

Die Folge dieser Situation besteht darin, dass die Amplitude der OAE nur wenig beachtet wird. Zumindest in der klinischen und praktischen Anwendung richtet sich das Augenmerk des Untersuchers vor allem auf die Frage, ob unter vorgegebenen Bedingungen der Nachweis von Emissionen gelingt. Bei Screening-Untersuchungen bedeutet dies keine Einschränkung, diagnostische Messungen sind in Hinblick auf die Wahl der Reiz- und Messbedingungen und bei der Auswertung beispielsweise der Frequenzabhängigkeit nur unwesentlich differenzierter.

4.1 Screening-Untersuchungen

Für die möglichen Ergebnisse einer Screening-Untersuchung gibt es keine kontinuierliche Werteskala, sondern nur ein Bestehen oder Nichtbestehen des Tests als diskrete Zustände (dichotomes Ergebnis). Ein (niemals absolut erfüllbarer) Anspruch des Untersuchungsverfahrens besteht darin, dass keine therapie- oder versorgungsbedürftige Hörstörung vorliegt, falls ein PASS erhalten wurde (100% Sensitivität). Nicht ganz zutreffend wird das Gegenteil eines PASS häufig als FAIL bezeichnet. Es muss in Erinnerung behalten werden, dass ein FAIL bei weitem nicht gleichbedeutend damit ist, dass eine Hörstörung vorliegt. Zur Begründung wird auf die Vielzahl der weiter oben näher beschriebenen Faktoren verwiesen, die zum Scheitern des OAE-Nachweises führen können.

Die Wahrscheinlichkeit dafür, dass ein Kind, dessen erste Screening-Untersuchung nicht unauffällig ausgefallen ist, tatsächlich eine Hörstörung aufweist, ist in Wirklichkeit überraschend klein. Um sie abzuschätzen, muss zunächst bekannt sein, mit welcher Sicherheit das Untersuchungsverfahren ein tatsächlich vorliegendes Normalgehör richtig erkennt (Spezifität). Beträgt diese Wahrscheinlichkeit 95%, so hat das zur Folge, dass 50 unter 1000 Untersuchungen trotz Normalgehör nicht unauffällig sein werden. Weiterhin muss berücksichtigt werden, mit welcher Häufigkeit bei Neugeborenen Schwerhörigkeiten vorliegen, die für den Spracherwerb relevant sind (Prävalenz). Diese Zahl ist relativ gut bekannt, sie liegt in der Größenordnung von 2 Fällen auf 1000 Neugeborene. Von den 50 Kindern, deren OAE-Ergebnis nicht unauffällig war, werden somit nur 2 zu Recht als nicht normalhörend klassifiziert. Die Aussage, das untersuchte Kind sei krank, ist somit unter diesen Bedingungen nur bei 2 von 50 Fällen, das entspricht 4%, zutreffend (positiver prädiktiver Wert oder *positive predictive value*). Ein nicht unauffälliges Screening-Ergebnis ist somit bei weitem noch nicht auffällig, es bedeutet nichts weiter als dass ein PASS nicht geglückt ist.

Die Bestimmung der Sensitivität eines Neugeborenen-Hörscreening-Verfahrens ist schwierig. Da die Sensitivität als Anteil der im Screening auffällig gewordenen hörgestörten Kindern an den wirklich Hörgestörten einer gescreenten Population definiert ist, muss für die Berechnung der Sensitivität die Zahl der letztgenannten Kinder bekannt sein. Hörgestörte Kinder, die im Screening nicht auffällig sind, werden zu einem späteren Zeitpunkt als solche erkannt. Daher müssten große Kohorten gescreenter Kinder einige Jahre nach dem Screening untersucht werden.

Bei einer Prävalenz von etwa 2 / 1000 müssen im Durchschnitt 500 Kinder untersucht werden, um ein bis zwei Hörgeschädigte zu finden. Geht man von 99 % Sensitivität aus, so müssten etwa 50000 gescreente Kinder nachverfolgt werden, um ein im Screening „falsch unauffälliges“ zu finden.

Ein solches Vorgehen birgt neben den unrealistisch großen Untersuchungspopulationen aber die Unsicherheit, dass sich 10–30 % aller kindlichen sensorineuralen Hörstörungen progredient entwickeln und zum Zeitpunkt der Geburt noch gar nicht vorhanden sind. Zudem wurde ein Verschwinden zunächst vorhandener OAE und AABR bei Kindern mit Risikofaktoren in der Perinatalperiode beobachtet. Somit sind retrospektive Kohortenstudien nur eingeschränkt für Sensitivitätsbestimmungen geeignet.

Ein alternatives Vorgehen zur Sensitivitätsbestimmung besteht darin, Kinder mit bekannter Schwerhörigkeit dem Screening-Test zu unterziehen. Das birgt zwar den Nachteil in sich, dass die Untersucher vor dem Screening nicht frei von Kenntnis des Untersuchungsergebnisses sind, was einen gewissen Einfluss auf die Durchführung der Untersuchung hat, liefert aber letztlich noch das der Realität am nächsten kommende Ergebnis.

Einer solchen Untersuchung wurden 145 bekannt schwerhörige Ohren unterzogen, wobei an 132 Ohren TEOAE-Messungen und an 94 Ohren AABR-Messung durchgeführt wurden (*Neumann* et al. 2003). Keines der untersuchten Ohren passierte das Screening zu Unrecht. Dennoch ergab die Messung an sechs Ohren mit dem TEOAE-Verfahren und an vier Ohren mit dem AABR-Verfahren ein PASS, obwohl eine versorgungsbedürftige Hörstörung vorlag. Die Ursache dafür liegt darin begründet, dass das Reizparadigma auf die an diesen Ohren vorliegenden Hörstörungen (Hochtonabfälle, wannenförmige Senken und Schrägabfälle der Hörschwelle, s. Abb. 4.**1**) nicht empfindlich ist. Da der Click ein breitbandiger Reiz ist (sein Spektrum reicht von 500 bis 5000 Hz für die TEOAE und von 1500 bis 3000 Hz für die AABR), kann der Reizpegel die Hörschwelle für einzelne Frequenzen überschreiten und eine Antwort evozieren, auch wenn bei anderen Frequenzen ein Hörverlust vorliegt. Derartige Befundkonstellationen können nur vermieden werden, wenn das Screening z. B. um zusätzliche DPOAE-Messungen bei einzelnen Frequenzen erweitert wird. Andererseits müssen die Ansprüche an ein Screening realistisch bleiben. Es handelt sich letztlich um einen Siebtest, durch den viele, aber nicht alle Krankheitsfälle erfassbar sind, und die Kinder mit derartigen Audiogrammen hätten bis zur Aufdeckung ihrer Hörstörung außerhalb eines Screenings letztlich eine zwar eingeschränkte aber nicht gravierend gestörte Entwicklung ihres Hör- und Lautsprachsystems durchlaufen.

Durch das universelle Neugeborenen-Hörscreening mit automatisierten OAE- und AABR-Verfahren ist auch die frühzeitige Detektion und Behandlung der erst seit kurzem bekannten auditorischen Neuropathie (Synonyme: perisynaptische Audiopathie, auditorische Synaptopathie, Dyssynchronie) möglich ge-

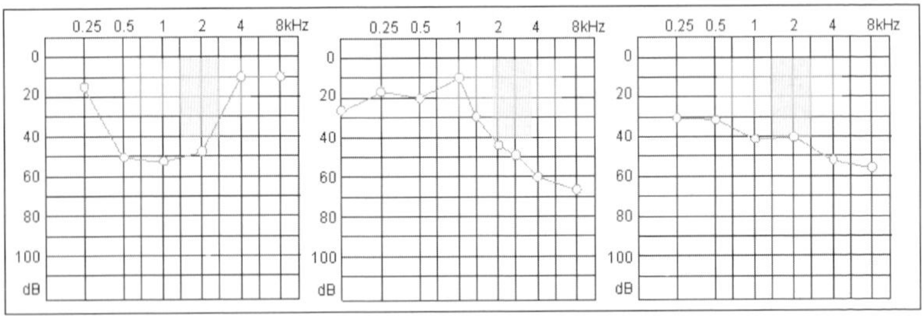

Abb. 4.**1** Beispiele für Tonaudiogramme, bei denen das TEOAE- oder AABR-Screening trotz versorgungsbedürftiger Hörstörung ein unauffälliges Ergebnis (PASS) ergab. Mit den üblicherweise verwendeten Reizintensitäten sind TEOAE nachweisbar, sowie die Hörschwelle im Frequenzbereich des Reizes bei mindestens einer Frequenz besser oder gleich 30 dB (vgl. hierzu auch Abb. 4.**3** und 4.**5**). Dies trifft zu, wenn ein Teil der Schwellenkurve innerhalb der schraffierten Fläche liegt oder ihre Begrenzung erreicht. Das AABR-Screening ergibt ein unauffälliges Ergebnis, sowie die Hörschwelle das Spektrum des Clickreizes (schattierte Fläche) berührt oder durchdringt.

worden (*Ngo* et al. 2006). Bei diesem seltenen Krankheitsbild handelt es sich um eine Hörstörung mit profunder Einschränkung der Sprachperzeption und des Sprachverstehens, bei der otoakustische Emissionen und kochleäre Mikrophonpotenziale (*cochlear microphonics*) in der Regel nachweisbar sind, die ABR (*auditory brainstem responses* bzw. FAEP = frühe akustisch evozierte Potenziale) hingegen abnorm ausfallen oder ganz fehlen. Der Krankheit liegen wahrscheinlich Funktionsstörungen des Hörnerven, der inneren Haarzellen oder der synaptischen Übertragung zwischen beiden zu Grunde, die zu einer Störung der zeitgebundenen Antwort des Hörnerven auf einen akustischen Stimulus und ihrer Übertragung zum auditorischen Hirnstamm führt (*Sininger* 2002). Die äußeren Haarzellen sind dabei weitgehend intakt, auch wenn ihre efferente Kontrolle gestört sein kann (*Abdala* et al. 2000). Auf die auditorische Neuropathie wird weiter unten noch näher eingegangen.

Ein Großteil der von auditorischer Neuropathie betroffenen Kinder – nach *Sininger* (2002) mehr als die Hälfte – weist einen Risikofaktor für konnatale Hörstörungen und speziell für auditorische Neuropathien auf. Zu letzteren zählen in erster Linie familiäre Häufungen, generalisierte periphere Neuropathien, Unreife bei Frühgeburtlichkeit und Hyperbilirubinämie, aber auch die Einnahme ototoxischer Medikamente, eine postnatale Beatmungspflichtigkeit und Zerebralparesen (*Madden* et al. 2002). *Berg* et al. (2005) konnten beim Hörscreening auf neonatologischen Intensivstationen in 24 % der Fälle OAE bei fehlenden ABR nachweisen. Sie schlugen daher für solche Stationen ein Screening-Protokoll vor, das zunächst eine AABR-Messung und dann eine OAE-Messung vorsieht. Kinder mit den genannten Risikofaktoren befinden sich meist auf neonatologischen Stationen, für die internationale und deutsche Richtlinien generell ein Screening vorsehen, das die AABR mit einbezieht (*NIH* 1993, *Deutsches Konsensuspapier* 2002). Somit würde mit einem OAE-basierten Screening lediglich der Anteil der Nicht-Risiko-Träger übersehen werden.

Es wäre zwar wünschenswert, diese Kinder früh zu entdecken und zu behandeln, andererseits stellt sich die Frage nach den Konsequenzen hier völlig anders als für Kinder mit einem kochleären Hörschaden, da die Behandlung kompliziert und langwierig ist und die letztlich zum Erfolg führenden therapeutischen Mechanismen noch nicht restlos geklärt sind. Da die äußeren und meist auch die inneren Haarzellen intakt sind, besteht eine generelle Unsicherheit hinsichtlich der benötigten Schallverstärkung durch ein Hörgerät. Viele Kinder verlieren mit der Zeit auch die Fähigkeit des Innenohres, otoakustische Emissionen auszusenden, möglicherweise als Folge der stärkeren Beschallung durch das Hörgerät. Auch wenn eine Hörgeräteversorgung in der Regel nicht auf Anhieb den gewünschten Erfolg zeigt, kann sich nach längerer Anwendung und unter ausdauerndem Hör- und Sprachtraining in manchen Fällen doch ein Nutzen zeigen. Die Entscheidung für eine oft hilfreiche Therapie mit einem Kochlea-Implantat (CI) sollte zwar zügig, aber wegen der weitgehenden Zerstörung der Haarzellen nicht vor Ablauf des ersten Lebensjahres getroffen werden, sodass über die Sprach- und allgemeine Entwicklung des Kindes und den Nutzen einer Hörgeräte-Versorgung mehr Klarheit besteht (*Sininger*, persönliche Mitteilung).

In einem allein auf den OAE basierenden Hörscreening oder bei mehrstufigen Screening-Protokollen, die eine AABR-Messung nur im Fall auffälliger OAE-Befunde vorsehen, werden auditorische Neuropathien übersehen, was durchaus als ein Nachteil derartiger Screening-Protokolle angesehen werden kann. Andererseits ist die Messung von TEOAE schnell und kostengünstig und deckt die meisten Hörstörungen auf. Daher ist sie praktikabel und wird in vielen Hörscreening-Programmen eingesetzt. Ein weiterer Vorteil ist auch die im Vergleich zu den AABR (noch) größere Sensitivität der Methode für leichtgradige Hörstörungen.

In einer von den National Institutes of Health der USA in Auftrag gegebenen multizentrischen Studie an sieben US-amerikanischen Screening-Zentren waren 1524 Babys aus einer Kohorte von 86 634 mit einem auffälligen OAE-Screening-Ergebnis und nachfolgend unauffälligen AABR einbezogen (*Johnson* et al. 2005). Eine ausführliche pädaudiologische Diagnostik nach durchschnittlich 9,7 Monaten an 64 % dieser Kinder ergab bei 21 Kindern (30 Ohren) eine behandlungsbedürftige Schwerhörigkeit. Der aus dieser Studie extrapolierte Anteil der zu erwartenden Kinder mit geringgradigem Hörverlust, der durch ein Nichtnachverfolgen eines auffälligen OAE-Ergebnisses resultieren würde bzw. bei einem reinen AABR-Screening zu erwarten wäre, beträgt 23 % aller Kinder mit sensorineuralem Hörverlust. Diese Zahl übertrifft die der zu erwartenden auditorischen Neuropathien deutlich.

In Anbetracht des derzeit noch immer späten Erstdiagnosezeitpunktes für geringgradige kindliche Hörstörungen und der schwierigen Therapierbarkeit der Kinder mit auditorischer Neuropathie, ist ein Screening sinnvoll, das OAE-Messungen mit einschließt und auch bei fehlenden OAE im Falle unauffälliger AABR eine Bestätigungsdiagnostik vorsieht. Um beiden Faktoren gerecht zu werden – dem der auditorischen Neuropathie und dem der höheren Sensitivität von OAE-Messungen für geringgradige Hörstörungen – empfiehlt sich ein Screening mit immer beiden Verfahren, OAE und AABR – möglicherweise künftig mit einer zeitsparenden simultanen Registrierung beider Signale (*Hoth* und *Lochmann* 1998). Es ist auch vorgeschlagen worden, ein weiteres kombiniertes Hörscreening mit Berücksichtigung der Sprachentwicklung zu einem späteren Zeitpunkt durchzuführen, um die über ein Neugeborenen-Hörscreening nicht erfassten und sich progredient entwickelnden Hörstörungen zu erfassen (*Johnson* et al. 2005). Solche umfangreichen Screening-Progamme müssen natürlich finanzierbar sein und ein sinnvolles Aufwand-Nutzen-Verhältnis aufweisen. Daher erscheinen zum gegenwärtigen Zeitpunkt für gesunde Neugeborene ein zweistufiges OAE-AABR-Screening oder ein kostengünstiges AABR-Screening und für Risiko-Kinder ein AABR-enthaltendes Screening durchaus sinnvoll (*Neumann* et al. 2004).

4.2 Diagnostische Bestimmungsuntersuchung

Für die diagnostische Messung von OAE existiert bisher kein etablierter Standard. Dies gilt bereits für die Wahl der Methode und es setzt sich über die Reiz- und Messbedingungen bis zur audiologischen Umsetzung der Ergebnisse fort. Für manche Anwendungen werden die TEOAE, für andere die DPOAE bevorzugt. Vieles spricht dafür, bei Standarduntersuchungen, die zur Objektivierung und Differenzierung einer Hörstörung beitragen sollen, sowohl die TEOAE als auch die DPOAE zu untersuchen. Für eine Abwägung müssen die Vor- und Nachteile beider Methoden betrachtet werden. Die TEOAE weisen gegenüber den DPOAE die folgenden Vorzüge auf:

- Die Sonde kann etwas kleiner gebaut werden, da sie nur *einen* Hörer enthalten muss.
- Mit einem Normalbefund muss nur bis zu einem Hörverlust von 30 dB gerechnet werden.
- Falsche emissionspositive Befunde aufgrund technischer Störungen sind nahezu ausgeschlossen.

Dem stehen die folgenden Vorteile der DPOAE gegenüber:

- Unter normalen Untersuchungsbedingungen weisen sie weniger Restrauschen auf.
- Sie sind bis zu einem Hörverlust von 50 dB nachweisbar.
- Ihre Auswertung ist in höherem Maße automatisierbar.

In Hinblick auf ihre Frequenzspezifität erweisen sich beide Methoden trotz der Verwendung frequenzselektiver Reize bei der DPOAE-Messung zumindest bei hohen Reizpegeln als nahezu gleichwertig, da die Stimulation mit einem Reiz hoher Intensität wegen der nach oben zunehmenden Breite der Tuningkurven auch dann, wenn der Reiz nur ein schmales Spektrum aufweist, nicht nur den der Reizfrequenz entsprechenden Ort sondern einen breiten Bereich der Basilarmembran anregt.

Aus dieser Aufstellung gehen weder die TEOAE noch die DPOAE als „Sieger nach Punkten" hervor, sodass die wohl sinnvollste Entscheidung darin besteht, die Vorteile beider Arten von Emissionen zu nutzen um die vollständige in den OAE enthaltene Information zu erhalten (Abb. 4.**2**). Die Ergebnisse können dann zwar einerseits redundant oder möglicherweise sogar widersprüchlich sein, andererseits aber wird die Wahrscheinlichkeit für fehlerhafte Ergebnisse durch die doppelte Kontrolle herabgesetzt.

Da die TEOAE von einem breitbandigen Reiz ausgelöst werden, ist mit einer Antwort zu rechnen, sowie zumindest in einem Teil des durch den Reiz angeregten Bereiches funktionsfähige Haarzellen vorliegen. Für das Auftreten von Emissionen ist daher weder der für eine einzelne Prüffrequenz geltende noch der über alle Frequenzen gemittelte tonaudiometrische Hörverlust maßgebend, sondern der Zahlenwert des besten Hörvermögens (minimaler Hörverlust) innerhalb des für die OAE-Entstehung relevanten Frequenzbereiches. Aus der statistischen Auswertung einer großen Zahl von Ohren mit bekannter Innenohrschwerhörigkeit geht hervor, dass die Nachweiswahrscheinlichkeit (Inzidenz) für TEOAE für normalhörende Ohren nahe bei 100% liegt und mit abnehmendem Hörvermögen unter 50% sinkt, sowie der minimale Hörverlust im Bereich von 1 kHz bis 4 kHz mehr als etwa 30 dB Hörverlust beträgt (HV_{50} = 32 dB SPL in Abb. 4.**3**). Liegt die günstigste Hörschwelle über 50 dB, so werden praktisch keine TEOAE mehr angetroffen – es sind aber Ausnahmen bei Audiogrammen mit sehr steilen Flanken möglich.

Wenn TEOAE nachgewiesen werden können, dann beträgt der Hörverlust bei mindestens einer Frequenz im Bereich von 1 kHz bis 4 kHz weniger als 30 dB.

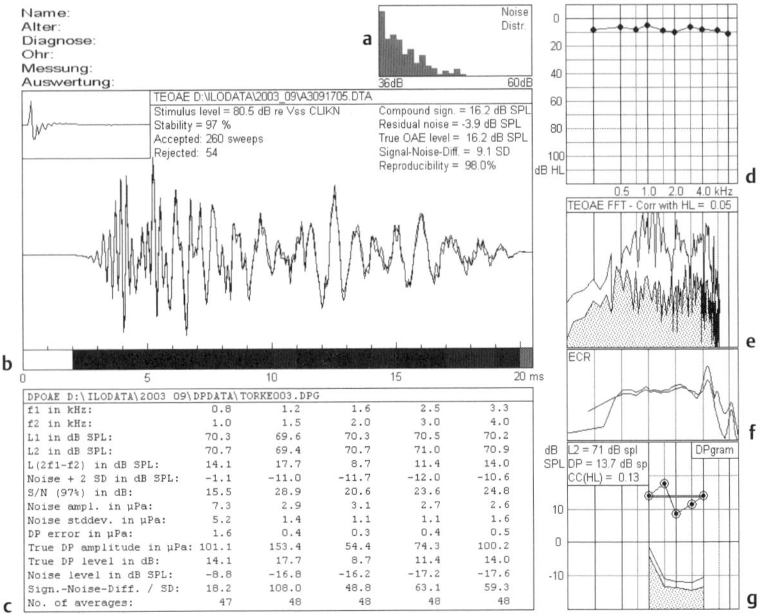

DPOAE D:\ILODATA\2003 09\DPDATA\TORKE003.DPG					
f1 in kHz:	0.8	1.2	1.6	2.5	3.3
f2 in kHz:	1.0	1.5	2.0	3.0	4.0
L1 in dB SPL:	70.3	69.6	70.3	70.5	70.2
L2 in dB SPL:	70.7	69.4	70.7	71.0	70.9
L(2f1-f2) in dB SPL:	14.1	17.7	8.7	11.4	14.0
Noise + 2 SD in dB SPL:	-1.1	-11.0	-11.7	-12.0	-10.6
S/N (97%) in dB:	15.5	28.9	20.6	23.6	24.8
Noise ampl. in µPa:	7.3	2.9	3.1	2.7	2.6
Noise stddev. in µPa:	5.2	1.4	1.1	1.1	1.6
DP error in µPa:	1.6	0.4	0.3	0.4	0.5
True DP amplitude in µPa:	101.1	153.4	54.4	74.3	100.2
True DP level in dB:	14.1	17.7	8.7	11.4	14.0
Noise level in dB SPL:	-8.8	-16.8	-16.2	-17.2	-17.6
Sign.-Noise-Diff. / SD:	18.2	108.0	48.8	63.1	59.3
No. of averages:	47	48	48	48	48

Abb. 4.**2** An einem normalhörenden Ohr gemessene TEOAE und DPOAE. Die Messergebnisse sind so dargestellt, dass alle frequenzabhängigen Messwerte (einschließlich des hier ebenfalls gezeigten Tonaudiogramms) übereinander und unter Verwendung derselben (logarithmisch geteilten) Frequenzachse aufgetragen sind.

a: während der DPOAE-Messung mitgeschriebenes Geräuschhistogramm;

b: TEOAE mit Click-Zeitfunktion, Parametern von Messung und Ergebnis sowie zeitlich differenzieller Reproduzierbarkeit;

c: Tabelle mit allen die DPOAE-Messung betreffenden Angaben, u. a. der Frequenz f_2, die auch auf der waagerechten Achse des DP-grams unten rechts aufgetragen ist, dem bei der Frequenz $2f_1-f_2$ gemessenen Schalldruckpegel und dem um die Amplitude des Restrauschens korrigierten Pegel „true DP level" des Distorsionsproduktes;

d: subjektives Tonaudiogramm;

e: Frequenzspektrum (*fast Fourier transform*, FFT) der TEOAE;

f: Gehörgangsantworten (*ear canal response*, ECR);

g: DP-gram mit Zahlenangaben zum mittleren Reizpegel L_2, der der im Bereich 1–4 kHz gemittelten DPOAE-Amplitude entsprechende Schallpegel und dem Korrelationskoeffizienten CC(HL) zwischen Tonaudiogramm und DP-gram.

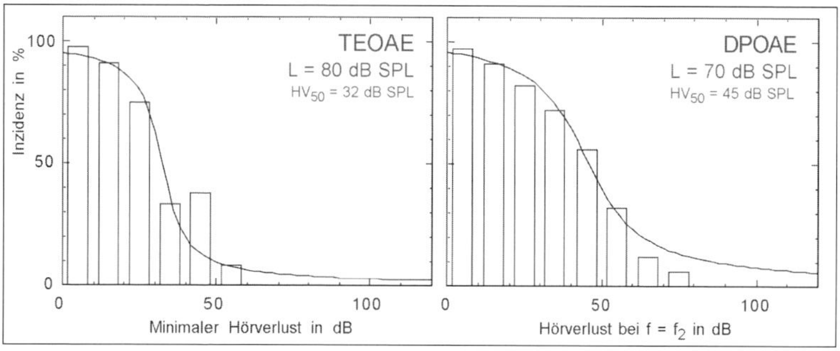

Abb. 4.**3** Die Nachweiswahrscheinlichkeit von TEOAE und DPOAE nimmt mit zunehmendem Hörverlust ab. An normalhörenden Ohren werden zu fast 100% OAE angetroffen, bei sehr großem Hörverlust treten keine Emissionen mehr auf. Der Übergang erfolgt kontinuierlich gemäß einer Funktion mit einer endlich steilen Stufe und einem Wendepunkt bei 50% OAE-Inzidenz. Dieser Wendepunkt (HV_{50}) liegt bei einem Hörverlust von 32 dB für die TEOAE und 45 dB für die DPOAE.

Eine ähnliche Gesetzmäßigkeit gilt für die DPOAE: Sie sind regelmäßig nachweisbar bei Normalgehör, ihre Inzidenz nimmt mit steigender Hörschwelle ab und sie sinkt unter 50%, wenn der Hörverlust bei der Testfrequenz f_2 (im Bereich 1–4 kHz) die Grenze von rund 50 dB übersteigt (HV_{50} = 45 dB SPL in Abb. 4.**3**). Dies bedeutet, dass die zur Frequenz f_2 gehörende Hörschwelle zwischen 0 und 50 dB liegt, wenn der Nachweis eines Distorsionsproduktes der Frequenz $f_{DP} = 2 \times f_1 - f_2$ für ein Paar von Primärtönen der Frequenzen f_1 und $f_2 = 1{,}2 \times f_1$ gelingt. Beträgt der Hörverlust mehr als 70 dB, so treten DPOAE praktisch nicht mehr auf. Wie bei den TEOAE kann diese Regel bei Audiogrammen mit steilen Flanken verletzt werden, da der Reiz bei den üblicherweise angewendeten hohen Pegeln niemals nur einen Punkt sondern immer einen endlich breiten Bereich der Basilarmembran anregt.

Wenn DPOAE nachgewiesen werden können, dann beträgt der Hörverlust bei der Frequenz f_2 weniger als 50 dB.

Aus dem Gesagten geht hervor, dass im Falle eines pankochleären Hörverlustes von 30–50 dB durchaus noch DPOAE angetroffen werden, während die TEOAE sich bereits dem Nachweis entziehen. Ein Beispiel für diese Konstellation ist in Abb. 4.**4** gezeigt. Die umgekehrte Konstellation (erhaltene TEOAE bei fehlenden DPOAE) wird praktisch nicht angetroffen (*Hoth* 1996).

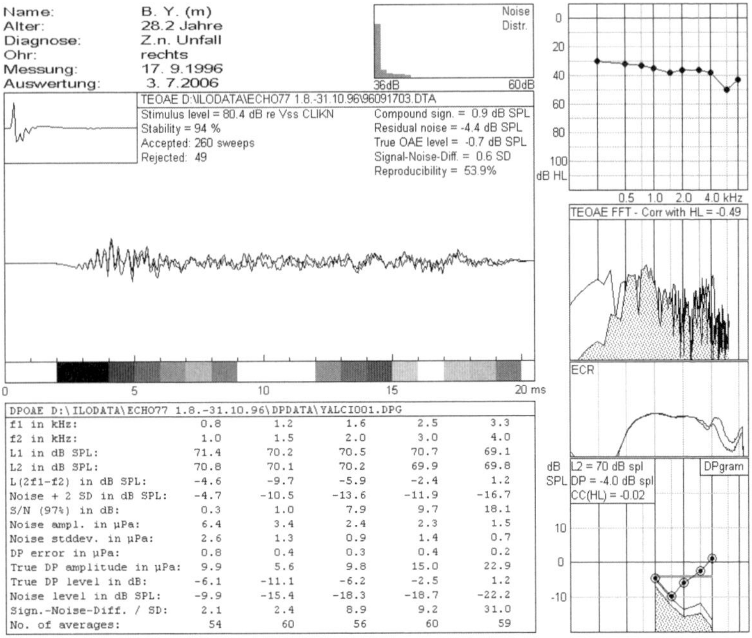

DPOAE D:\ILODATA\ECHO77 1.8.-31.10.96\DPDATA\YALCI001.DPG					
f1 in kHz:	0.8	1.2	1.6	2.5	3.3
f2 in kHz:	1.0	1.5	2.0	3.0	4.0
L1 in dB SPL:	71.4	70.2	70.5	70.7	69.1
L2 in dB SPL:	70.8	70.1	70.2	69.9	69.8
L(2f1-f2) in dB SPL:	-4.6	-9.7	-5.9	-2.4	1.2
Noise + 2 SD in dB SPL:	-4.7	-10.5	-13.6	-11.9	-16.7
S/N (97%) in dB:	0.3	1.0	7.9	9.7	18.1
Noise ampl. in µPa:	6.4	3.4	2.4	2.3	1.5
Noise stddev. in µPa:	2.6	1.3	0.9	1.4	0.7
DP error in µPa:	0.8	0.4	0.3	0.4	0.2
True DP amplitude in µPa:	9.9	5.6	9.8	15.0	22.9
True DP level in dB:	-6.1	-11.1	-6.2	-2.5	1.2
Noise level in dB SPL:	-9.9	-15.4	-18.3	-18.7	-22.2
Sign.-Noise-Diff. / SD:	2.1	2.4	8.9	9.2	31.0
No. of averages:	54	60	56	60	59

Abb. 4.**4** EOAE bei einem pankochleären Hörverlust von 30–40 dB, gemessen an einem 28-jährigen Patienten mit einer möglicherweise traumatisch bedingten Innenohrschwerhörigkeit.

Für Reizfrequenzen unter 1 kHz ist der Nachweis von TEOAE und DPOAE durch die allgegenwärtigen vorwiegend tieffrequenten Störungen erschwert, für Frequenzen über 4 kHz begrenzen die Übertragungseigenschaften der Sonde und (im Falle der DPOAE) apparativ bedingte Verzerrungen die Nachweisempfindlichkeit der Messapparatur. Es muss also zur Kenntnis genommen werden, dass große Bereiche des Audiogramms – insbesondere der für die Pädaudiologie so wichtige Tieftonbereich – mit den OAE nicht erfasst werden. Auch die bei 5 und 6 kHz oftmals auftretenden DPOAE großer Amplitude korrelieren nicht mit dem Hörverlust bei diesen Frequenzen.

Die angegebenen Regeln haben zentrale Bedeutung für die praktische Anwendung der OAE zu diagnostischen Zwecken. Es ist daher wichtig zu betonen, dass ihre Gültigkeit in hohem Maße von den Reiz- und Messparametern abhängig ist. Wie weiter unten näher ausgeführt wird, nimmt die Amplitude und folglich auch die Nachweisbarkeit der OAE zu, wenn der Reizpegel ansteigt.

Umgekehrt ist natürlich die Inzidenz unabhängig vom Hörverlust geringer, wenn mit niedrigeren Reizpegeln gearbeitet wird. Die im Text formulierten und in Abb. 4.**3** graphisch wiedergegebenen Aussagen sind gültig, wenn der Reizpegel für die TEOAE zwischen 77 und 83 dB SPL und für die DPOAE zwischen 65 und 70 dB SPL liegt. Damit sind jedoch die Bedingungen noch nicht ausreichend festgelegt. Es ist nicht besonders schwierig, trotz Einhaltung der angegebenen Reizpegel an einem normalhörenden Ohr *keine* OAE nachzuweisen – hierzu muss lediglich ein ausreichender Störgeräuschhintergrund vorliegen. Neben dem Reizpegel muss daher die Zahl der Signalmittelungen – oder besser, da universell vergleichbar, eine Obergrenze für den Pegel des Restrauschens – festgelegt und eingehalten werden. Die hier beschriebenen Zusammenhänge zwischen OAE-Nachweis und Hörverlust sind auf eigene Untersuchungen nur dann übertragbar, wenn die Messung unter Bedingungen erfolgt, die den in Tabelle 4.**1** angegebenen Standards entsprechen.

Wegen seiner großen Bedeutung ist der Zusammenhang zwischen Hörverlust und Nachweisbarkeit der OAE von vielen Autoren untersucht worden. Das aufgrund seiner Anschaulichkeit für die praktische Anwendung besonders geeignete Konzept der hörverlustabhängigen Inzidenz nachweisbarer OAE führt zu Diskriminationskurven der in Abb. 4.**3** gezeigten Art. Ihr wichtigster Parameter ist der Hörverlust HV_{50}, bei dem der Nachweis von TEOAE oder DPOAE in 50 % der Fälle gelingt. Dieser Wert definiert die vom Reizpegel und vom untersuchten Frequenzbereich abhängige Lage des Wendepunktes der Diskriminationsfunktion. Die für den Parameter HV_{50} in der Literatur angegebenen Werte schwanken zwischen 10 und 50 dB, sie sind jedoch ohne Ausnahme für die DPOAE höher als für die TEOAE (*Hoth* 1996; *Schmuziger* et al. 1998; *Wagner* und *Plinkert* 1999). Die Schwankungen erklären sich zum großen Teil aus den nicht einheitlichen Reiz- und Messbedingungen: Werden die OAE durch schwache Reize ausgelöst oder mit geringer Genauigkeit gemessen, so misslingt ihr Nachweis bereits bei geringgradigen Hörverlusten und es ergibt sich ein kleinerer Wert für HV_{50}.

Der zweite wichtige Parameter der stufenförmig von 100 % auf 0 % sinkenden Diskriminationsfunktion ist ihre Steigung am Wendepunkt HV_{50}. Je größer diese Steigung ist, desto besser ist die Trennschärfe bei der Unterscheidung

Tab. 4.**1** Standards für die Messung von TEOAE und DPOAE

	TEOAE	DPOAE
Reizpegel	77 bis 83 dB SPL	65 bis 70 dB SPL
Restrauschen	< 0 dB SPL	< −10 dB SPL

zwischen normalhörenden und schwerhörigen Ohren. Es ist gezeigt worden, dass die Diskriminationsfunktion bei jüngeren Probanden steiler verläuft als bei älteren Probanden (*Hoth* 1995). Dies bedeutet, dass die OAE gerade bei der Untersuchung von Kindern eine besonders hohe Sensitivität (richtige Erkennung schwerhöriger Ohren) und Spezifität (richtige Erkennung normalhörender Ohren) aufweisen.

Die hier mit HV_{50} bezeichnete und aus der hörverlustabhängigen OAE-Inzidenz ermittelte Grenze kann jedoch auch fest vorgegeben werden – üblicherweise bei einem Hörverlust im Bereich von 20–30 dB – um daraufhin die Sicherheit (*test performance*), mit der die OAE zwischen normalhörenden und schwerhörigen Ohren zu unterscheiden vermögen, zu prüfen und zu optimieren. Unter den TEOAE-Parametern sind das Signal/Rausch-Verhältnis und die Reproduzierbarkeit etwas besser als die Amplitude dazu geeignet, einen Hörverlust zu erkennen und die Erkennung ist am sichersten, wenn dieser Hörverlust im Frequenzbereich von 2–4 kHz vorliegt (*Prieve* et al. 1993, *Hussain* et al. 1998, *Harrison* und *Norton* 1999). Ein anderer Ansatz besteht darin, nach tonaudiometrischen Kriterien zu suchen, die zur bestmöglichen Trennung von emissionspositiven und -negativen Messergebnissen führen (*optimal pure tone threshold cut-off*). Überraschenderweise liegt zumindest einer Untersuchung zufolge dieses Kriterium für die TEOAE höher als für die DPOAE (*Engdahl* et al. 2005).

Aus diesen Beobachtungen ergeben sich für die praktische Audiometrie die runden Werte von 30 bzw. 50 dB als Grenzwerte für den Hörverlust, der den Verlust der TEOAE bzw. DPOAE zur Folge hat. Daraus ergeben sich die folgenden einfachen Regeln für eine „semiquantitative Hörschwellenbestimmung“ mithilfe des OAE-Befundes (Abb. 4.**5**):

- Gelingt der Nachweis der TEOAE, so beträgt der Hörverlust für mindestens eine der audiometrischen Prüffrequenzen im Bereich von 1–4 kHz weniger als 30 dB.
- Fehlen die TEOAE bei noch nachweisbaren DPOAE, so liegt die Hörschwelle für alle Frequenzen im angegebenen Bereich über 30 dB und für mindestens eine Frequenz unter 50 dB.
- Können weder TEOAE noch DPOAE nachgewiesen werden, so beträgt der Hörverlust für alle Frequenzen im angegebenen Bereich 50 dB oder mehr.

Für Frequenzen unterhalb von 1 kHz oder oberhalb von 4 kHz ist die Korrelation zwischen OAE-Nachweis und Hörverlust für eine zuverlässige Nutzung in der praktischen Audiometrie nicht ausreichend.

Ein Aspekt von großer praktischer Bedeutung ist die in Abb. 4.**3** und 4.**5** zum Ausdruck kommende Tatsache, dass TEOAE und DPOAE offensichtlich durch Hörstörungen in unterschiedlicher Weise beeinträchtigt werden. Der Grund

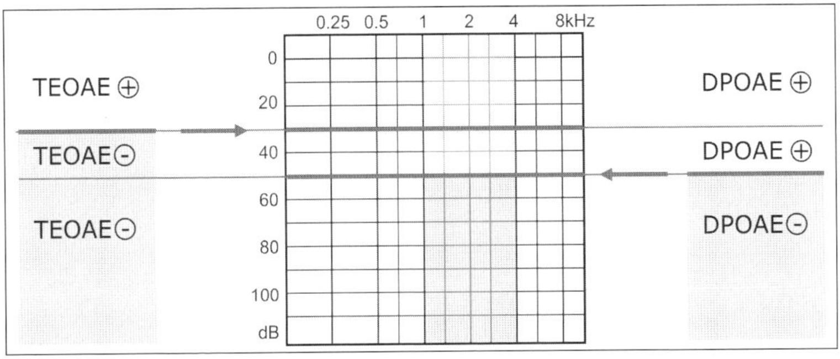

Abb. 4.**5** Das unterschiedliche Verhalten von TEOAE und DPOAE ermöglicht die Eingrenzung der Hörschwelle. Gelingt der Nachweis von TEOAE, so sind auch die DPOAE nachweisbar und der Hörverlust liegt zumindest für eine der Prüffrequenzen zwischen 1 und 4 kHz unter 30 dB. Sind die TEOAE bei noch anwesenden DPOAE nicht mehr nachweisbar, dann liegt der Hörverlust für alle Frequenzen über 30 dB und für mindestens eine Frequenz unter 50 dB. Werden weder TEOAE noch DPOAE angetroffen, so liegt für alle Frequenzen im angegebenen Bereich ein Hörverlust von mindestens 50 dB vor.

hierfür besteht darin, dass die DPOAE-Messung infolge von Unterschieden in der Messmethodik und Signalverarbeitung weniger mit Restrauschen belastet ist und daher ein besseres Signal/Rausch-Verhältnis aufweist als die TEOAE-Messung (*Hoth* 2003). Dies hat zur Folge, dass DPOAE auch dann noch nachgewiesen werden können, wenn die Haarzellaktivität für den Nachweis von TEOAE bereits zu stark beeinträchtigt ist. Aufgrund des physiologischen Hintergrundes wäre hingegen zu erwarten, dass beide Arten von Emissionen mit zunehmendem Funktionsverlust der OHC an Amplitude und Nachweisbarkeit verlieren bis schließlich bei einem Hörverlust von ca. 50 dB sowohl die Verstärkungsfunktion der OHC als auch die OAE verloren sind.

Alle bisherigen Aussagen zur Auswirkung von Hörstörungen auf Präsenz und Eigenschaften der OAE bezogen sich ausschließlich auf kochleär bedingte Funktionsdefizite. In der Praxis kann diese Aussage niemals ohne die Mitwirkung des Schallleitungsapparates (Trommelfell, Gehörknöchelchen und Paukenhöhle) gewonnen werden. Liegt in diesem Bereich eine Störung und somit ein konduktiver Verlust vor, so wirkt sich das in doppelter Weise auf die OAE aus, da die Dämpfung der Schallübertragung im Mittelohr sowohl den Reiz als auch das aus dem Innenohr zurückkehrende OAE-Signal betreffen. Dies führt dazu, dass im Falle eines schallleitungsbedingtgen Hörverlustes sowohl die TEOAE als auch die DPOAE bereits bei einer Schwellenanhebung von ca. 20 dB im betroffenen Frequenzbereich stark abgeschwächt sind oder fehlen

(*Welzl-Müller* et al. 1993). Dieses Maß ist allerdings nur sehr pauschal, da das Ausmaß der durch die Fehlfunktion des Mittelohres bedingten Dämpfung und der von ihr betroffene Frequenzbereich von den Details der im Einzelfall vorliegenden pathologischen Prozesse abhängt (*Probst* 1994). Mithilfe eines Druckausgleichs durch eine mit Pumpe und Manometer ausgestattete Sonde ist der Übertragungsverlust zumindest für solche Mittelohrstörungen, die durch Unter- oder Überdruck verursacht werden, kompensierbar und somit eine Unterscheidung zwischen Mittel- und Innenohrhörverlust möglich (*Plinkert* und *Ptok* 1994).

Sämtliche Betrachtungen dieses Abschnittes berücksichtigen nur die An- oder Abwesenheit von OAE. Werden quantitative Parameter und die Frequenzabhängigkeit in die Auswertung einbezogen, so können aus den Messergebnissen weiter differenzierte Aussagen über die von einer Hörstörung betroffenen Frequenzbereiche abgeleitet werden. Den Verfahren sind hier aber u.a. durch die allgemeinen Schwierigkeiten beim Nachweis kleiner und gestörter Signale sehr enge Grenzen gesetzt.

4.3 Quantitative Auswertungen

Selbstverständlich ist es nicht möglich, die Gesamtheit der in einer OAE-Registrierung enthaltenen Information ohne Verluste auf ein einziges Merkmal (An- oder Abwesenheit des Signals) zu reduzieren. Mithilfe einer näheren Betrachtung der Parameter des Messergebnisses unter Einbeziehung von Reizfrequenz und Latenz sowie durch die Auswertung von Seitendifferenzen und den Vergleich von Ergebnissen, die zu unterschiedlichen Zeitpunkten erhoben wurden, kann den OAE durchaus quantitative und in der Diagnostik weiterführende Information entnommen werden. Der für diese Zwecke bedeutendste Parameter ist die um den Einfluss des Restrauschens korrigierte Emissionsamplitude.

Zum gegenwärtigen Zeitpunkt herrscht zwar weitgehend Einigkeit darüber, dass die Angabe von Normalbereichen für diese Messgröße wegen der großen und letztlich nicht im Detail verstandenen interindividuellen Variabilität der Messwerte nicht sinnvoll ist, doch ist in dieser Hinsicht für die Zukunft mit neuen Erkenntnissen zu rechnen. Bis dahin müssen zumindest die bereits heute gesicherten Fakten über den Einfluss von Hörverlust, Seite, Alter, Geschlecht, Spontanaktivität und Tinnitus bei der audiologischen Interpretation der Daten berücksichtigt werden.

4.3.1 Seitendifferenzen und Einfluss des Geschlechts

In allen Bereichen der Medizin hat ein individueller Referenzwert für die Beurteilung der Funktion eines Organs größere Relevanz als ein aus Tabellen entnommener mittlerer Normalwert. In dieser Hinsicht profitiert die audiologische Diagnostik von dem großen Vorteil, dass die zwei Ohren eines Individuums sich zwar wie unabhängige aber doch nicht völlig zusammenhanglose Entitäten verhalten. Gerade in Ermangelung aussagekräftiger Normalbereiche kann daher aus dem Vergleich der am rechten und linken Ohr eines Patienten gemessenen OAE-Amplitude ein begründeter Hinweis auf ein funktionelles Defizit eines der Ohren abgeleitet werden. Die Grenzen hierfür sind allerdings weit gesteckt: Aus einer zu diesem Zweck durchgeführten Regressionsanalyse an 32 normalhörenden Probanden ergibt sich ein Korrelationskoeffizient von 0.65 (*Bönnhoff* und *Hoth* 1993). Dies bedeutet, dass die rechts und links gemessenen Emissionen hinsichtlich ihrer Amplitude eng miteinander zusammenhängen. Es können aber Abweichungen um bis zu einem Faktor 2 (das entspricht einer Differenz von 6 dB im Emissionspegel) auftreten. Erst wenn die Seitendifferenz diese Grenze überschreitet, darf dies als ein signifikanter Hinweis auf eine einseitige Hörstörung gewertet werden.

An einer großen Zahl von Schulkindern (n = 228, mittleres Alter 6,3 Jahre) ist die Frage nach einem Zusammenhang zwischen Seitendifferenzen und Händigkeit untersucht worden (*Driscoll* et al. 2002). Es ergaben sich Hinweise darauf, dass die Emissionen an rechten Ohren im Mittel „stärker und robuster" waren, ein systematischer Unterschied zwischen Rechts- und Linkshändern konnte aber nicht gefunden werden. Auch die Ergebnisse einer anderen Studie deuten darauf hin, dass zwischen den Emissionen von rechten und linken Ohren allenfalls tendenzielle oder systematische, nicht aber signifikante Unterschiede bestehen (*Dieler* et al. 1999 und *Shehata-Dieler* et al. 1999). Als Antwort auf die in derselben Arbeit untersuchte Frage nach einer Beziehung zwischen OAE-Amplitude und Geschlecht ergibt sich, dass die TEOAE-Pegel bei Frauen höher waren als bei den männlichen Probanden. Dies wird von einer weiteren Studie bestätigt und auf hormonelle Einflüsse zurückgeführt (*McFadden* et al. 1999).

Insgesamt weisen weibliche und rechte Ohren etwas größere Emissionen auf als männliche und linke Ohren. Die Unterschiede sind aber so gering, dass sie bei der diagnostischen Anwendung der OAE keine Berücksichtigung erfordern. Wegen der Vielzahl anderer Einflussfaktoren haben Seite und Geschlecht für die OAE-Befunde z.B. bei der Feststellung einer Asymmetrie des Hörverlustes keine praktische Relevanz. Erst bei interauralen Schwellendifferenzen von mehr als 20 dB gewinnt der Faktor Hörverlust soviel Gewicht, dass er zu einer relevanten Seitendifferenz der OAE-Amplitude führt (*Hoth* 1996). Umgekehrt darf auf eine Seitendifferenz des Hörverlustes dieses Ausmaßes geschlossen werden, wenn die TEOAE- oder DPOAE-Amplituden beider Ohren sich um mehr als 6 dB unterscheiden. In Hinblick auf die Sicherheit bei der Feststellung einer signifikanten Seitendifferenz erweisen sich die DPOAE gegenüber den TEOAE als empfindlicher.

4.3.2 Frequenzabhängigkeit des Hörverlustes

Den heute akzeptierten Kenntnissen und Modellen zufolge tragen zur gemessenen Emissionsaktivität alle Zonen des Innenohres bei, in denen sich intakte Haarzellen befinden. Dies bedeutet für die TEOAE, dass zwischen dem aus der Zeitfunktion berechneten Frequenzspektrum und dem subjektiven Tonschwellenaudiogramm eine enge Beziehung besteht (*Collet* et al. 1991). Die klinische Erfahrung bestätigt dies regelmäßig insbesondere im Fall von Hochtonhörver-

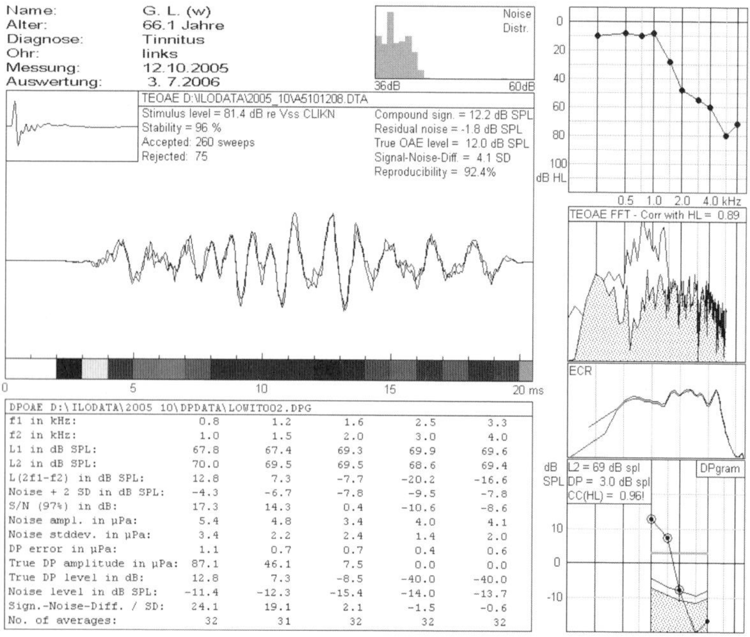

DPOAE D:\ILODATA\2005 10\DPDATA\LOWIT002.DPG					
f1 in kHz:	0.8	1.2	1.6	2.5	3.3
f2 in kHz:	1.0	1.5	2.0	3.0	4.0
L1 in dB SPL:	67.8	67.4	69.3	69.9	69.6
L2 in dB SPL:	70.0	69.5	69.5	68.6	69.4
L(2f1-f2) in dB SPL:	12.8	7.3	-7.7	-20.2	-16.6
Noise + 2 SD in dB SPL:	-4.3	-6.7	-7.8	-9.5	-7.8
S/N (97%) in dB:	17.3	14.3	0.4	-10.6	-8.6
Noise ampl. in µPa:	5.4	4.8	3.4	4.0	4.1
Noise stddev. in µPa:	3.4	2.2	2.4	1.4	2.0
DP error in µPa:	1.1	0.7	0.7	0.4	0.6
True DP amplitude in µPa:	87.1	46.1	7.5	0.0	0.0
True DP level in dB:	12.8	7.3	-8.5	-40.0	-40.0
Noise level in dB SPL:	-11.4	-12.3	-15.4	-14.0	-13.7
Sign.-Noise-Diff. / SD:	24.1	19.1	2.1	-1.5	-0.6
No. of averages:	32	31	32	32	32

Abb. 4.**6** Bei innenohrbedingtem Hochtonhörverlust stimmen Tonaudiogramm, TEOAE-Spektrum und DP-gram häufig aber nicht immer in ihrem Frequenzverlauf gut miteinander überein.

lusten: Hier nimmt die gemessene Emissionsamplitude sowohl im TEOAE-Spektrum als auch im DP-gram mit steigender Reizfrequenz kontinuierlich ab (Abb. 4.**6**). In der Zeitfunktion der TEOAE fällt das Fehlen der schnellen Oszillationen hoher Frequenz mit kurzer Latenz zu Beginn des Zeitfensters auf.

Die Korrespondenz zwischen Hörschwelle und Frequenzabhängigkeit des Emissionspegels ist nur teilweise auf den Tieftonhörverlust übertragbar. Zunächst verhalten sich die OAE in jeder Hinsicht unauffällig, wenn der Hörverlust nur den Frequenzbereich unter 1 kHz betrifft. Erstreckt sich der Hörverlust über die Grenze von 1 kHz hinaus, so fehlen im DP-gram die DPOAE bei den betroffenen Frequenzen oder sie weisen eine verringerte Amplitude auf. An-

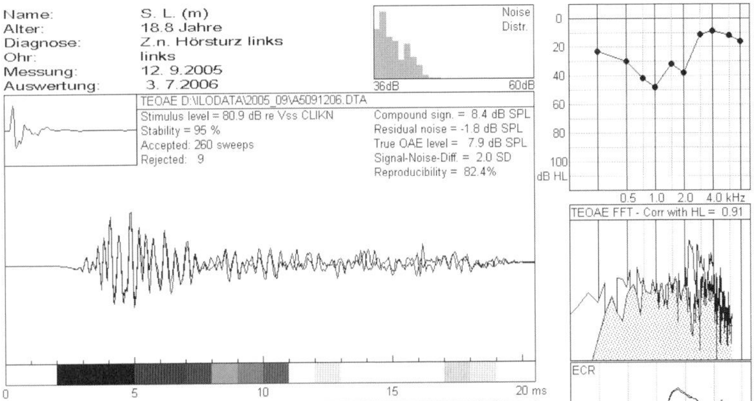

DPOAE D:\ILODATA\2005 09\DPDATA\LOREN002.DPG					
f1 in kHz:	0.8	1.2	1.6	2.5	3.3
f2 in kHz:	1.0	1.5	2.0	3.0	4.0
L1 in dB SPL:	65.8	68.9	69.5	69.5	67.9
L2 in dB SPL:	67.1	71.1	70.5	70.4	69.8
L(2f1-f2) in dB SPL:	-10.4	-11.2	-11.9	4.2	9.2
Noise + 2 SD in dB SPL:	-3.9	-7.0	-5.8	-9.3	-8.9
S/N (97%) in dB:	-6.2	-4.0	-5.9	13.7	18.3
Noise ampl. in µPa:	6.0	4.1	5.5	4.3	3.5
Noise stddev. in µPa:	3.4	2.4	2.4	1.3	1.8
DP error in µPa:	1.1	0.8	0.7	0.4	0.6
True DP amplitude in µPa:	1.0	3.6	0.0	32.2	57.6
True DP level in dB:	-25.7	-14.8	-40.0	4.1	9.2
Noise level in dB SPL:	-10.5	-13.7	-11.1	-13.4	-15.1
Sign.-Noise-Diff. / SD:	0.0	0.6	-0.2	21.7	29.3
No. of averages:	32	32	32	32	32

Abb. 4.**7** EOAE bei innenohrbedingtem Tieftonhörverlust nach einem Hörsturz, gemessen an einem 19-jährigen Patienten. Die Korrelation zwischen Tonaudiogramm und TEOAE-Spektrum beträgt 91 % (Corr with HL), sie ist aber nicht signifikant. Auch die DPOAE weisen mit 92 % eine große, wenngleich ebenfalls nicht signifikante Korrelation zum Tonaudiogramm auf (CC(HL) = *correlation with hearing loss*). Charakteristisch für den Tieftonverlust ist das Fehlen reproduzierbarer TEOAE langer Latenz (keine Reproduzierbarkeit im Zeitbereich von 11–20 ms).

ders bei den TEOAE: Hier fehlen grundsätzlich die OAE-Anteile mit langen Latenzzeiten (Abb. 4.**7**), in vielen Fällen (nicht allerdings in dem gezeigten Beispiel) weist aber das TEOAE-Spektrum bei niedrigen Frequenzen dennoch eine hohe Intensität auf. Offenbar führt ein Funktionsverlust der apikalen OHC nicht immer zum völligen Verschwinden der OAE niedriger Frequenz, sondern in erster Linie zur Reduzierung ihrer lang anhaltenden, d. h. relativ ungedämpft schwingenden Anteile. Insofern sind fehlende TEOAE niedriger Frequenz nur ein hinreichendes, nicht jedoch ein notwendiges Merkmal der innenohrbedingten Tieftonschwerhörigkeit.

Aus dem Gesagten geht hervor, dass ein großer Hörverlust mit einer kleinen Emissionsamplitude einhergeht (und sinngemäß umgekehrt). TEOAE-Spektrum und DP-gram sollten daher eine negative Korrelation zum Tonschwellenaudiogramm aufweisen. Die in den Abbildungen 4.**2**, 4.**4** und 4.**7** angegebenen Korrelationskoeffizienten „Corr with HL" bzw. „CC(HL)", mit deren Hilfe dieser Zusammenhang mathematisch beschrieben wird, deuten aufgrund ihres hohen Zahlenwertes auf einen signifikanten Zusammenhang zwischen OAE-Amplitude und Hörschwelle hin.

Eine derart enge Beziehung wird in vielen aber nicht allen Fällen beobachtet. Die statistische Häufigkeit geht aus der Verteilung dieser Korrelationskoeffizienten hervor (Abb. 4.**8**). Sowohl für die TEOAE als auch die DPOAE besteht nur in etwa der Hälfte aller Fälle eine enge Korrelation zwischen der Frequenzabhängigkeit von Hörverlust und OAE (*Hoth* 2002). In allen verbleibenden Fällen spiegeln die OAE die Frequenzabhängigkeit des Hörverlustes nicht in erkennbarer Weise wider. Dieser Sachverhalt ist für die audiologische Nutzung der OAE nicht eben ermunternd. Für den Versuch einer Erklärung muss in Erinnerung gerufen werden, dass die für die Registrierung der OAE eingesetzten Reizpegel weit über der Hörschwelle liegen; es kann nicht zwingend damit gerechnet werden, dass eine überschwellig ausgelöste Reizantwort die Eigenschaften und das Verhalten des Gehörs bei schwellennahen Reizen wiedergibt.

Als weitere Ursache für die mangelnde Entsprechung von Hörschwelle und OAE-Amplitude kommen zumindest in Einzelfällen spontane Emissionen (SOAE) in Betracht. Diese können von Reizen hoher Intensität ausgelöst werden und durch ihre Anwesenheit das Mischungsverhältnis der Frequenzen in einer für die schwellennahe Verarbeitung von Reizen untypischen Weise verzerren. Für die DPOAE ist postuliert worden, dass die Frequenzabhängigkeit der Amplitude durch die Existenz einer zweiten, nicht an dem der Frequenz f_2 zugeordneten Ort befindlichen Quelle von Distorsionsprodukten durch Interferenzen beeinflusst wird (*Heitmann* et al. 1992, *Waldmann* et al. 1997). Deren Ausschaltung durch einen zusätzlichen Suppressorton ändert aber an der schwachen Korrelation zwischen Hörschwelle und OAE-Amplitude nur wenig (*Hoth* 2002). Nach gegenwärtigem Wissensstand muss in der praktischen Audiometrie zur

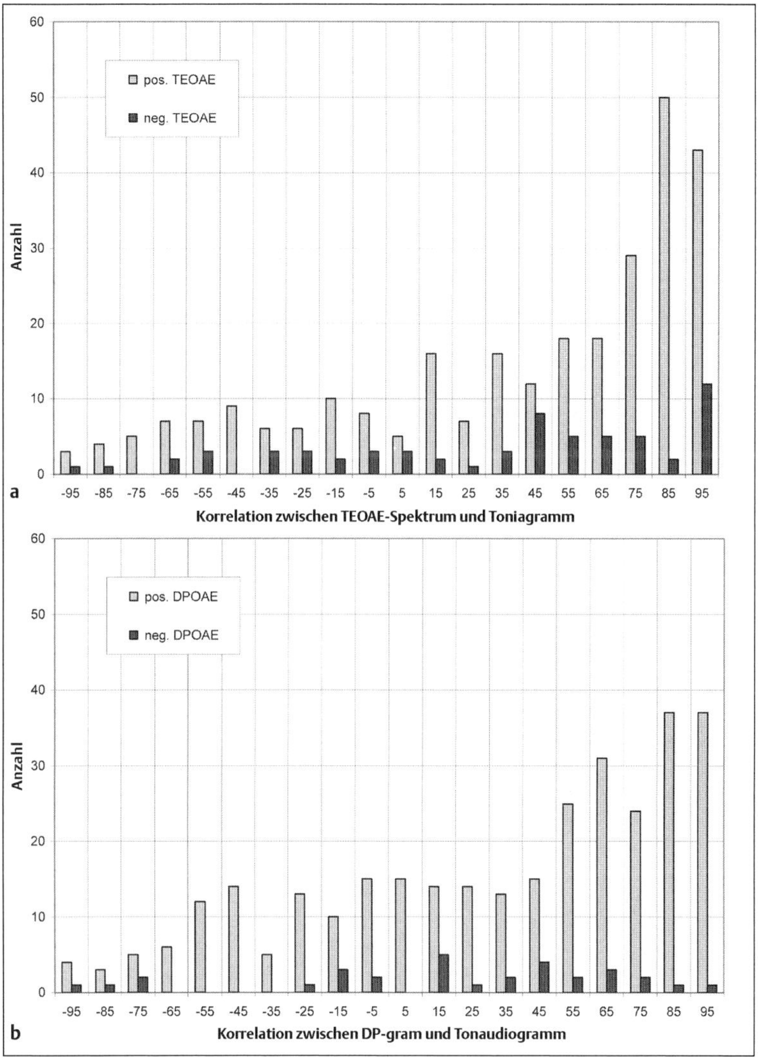

Abb. 4.**8** Häufigkeitsverteilungen (Histogramme) der Korrelationskoeffizienten, mit denen die Ähnlichkeit zwischen Audiogramm und TEOAE-Spektrum (**a**) bzw. DP-gram (**b**) beschrieben wird, ausgewertet an 343 Ohren mit Innenohrschwerhörigkeit aller von gering- bis hochgradig reichenden Ausprägungen.

Kenntnis genommen und akzeptiert werden, dass die Amplitude der OAE von Faktoren beeinflusst wird, die für die Hörschwelle wenig Relevanz haben.

In Hinblick auf die Wertigkeit der Methoden ist der Umstand bemerkenswert, dass die TEOAE ausweislich der in Abb. 4.**8** gezeigten Daten nicht wesentlich weniger frequenzspezifisch sind als die DPOAE: Die zwei Histogramme zeigen eine ähnliche Häufung von großen Korrelationskoeffizienten und eine ähnlich große Zahl von Ausnahmen. Dies verdient besondere Beachtung, da die Verwendung breitbandiger Reize und die Gewinnung frequenzspezifischer Ergebnisse immer wieder als unvereinbare Gegensätze angesehen werden.

Frequenzselektive Reizung ist nicht mit frequenzspezifischer Audiometrie gleichbedeutend.

4.3.3 Quantitative Rekonstruktion der Hörschwelle

An der unzureichenden Korrelation zwischen der Hörschwelle und den überschwellig ausgelösten OAE wird deutlich, dass die OAE bei mehreren und insbesondere niedrigen Reizpegeln gemessen werden müssen, wenn aus den Messungen die Schwelle rekonstruiert werden soll. Es muss aber beachtet werden, dass auch hierbei niemals direkt die Hörschwelle, sondern nur die Reizantwortschwelle bestimmt werden kann. Der Bezug zur subjektiven Wahrnehmung kann nicht aus den objektiven Messgrößen, sondern nur unter Zuhilfenahme empirisch gewonnener Regeln, die auf Daten von Probanden mit bekannter Hörschwelle basieren, abgeleitet werden.

Zur Ermittlung der OAE-Schwelle (*OAE detection threshold*), d. h. des niedrigsten Reizpegels mit noch nachweisbaren OAE, ist es nicht zwingend erforderlich, die OAE im ganzen verfügbaren Reizpegelintervall zu registrieren. Im Prinzip genügt die Messung bei zwei Reizpegeln, die so liegen, dass nur beim höheren Pegel eine Antwort nachweisbar ist. Wird dieser Pegel für die im *nonlinear mode* gemessenen Komponenten der TEOAE bestimmt und mit der subjektiven Click-Schwelle verglichen, so ergibt sich im Mittel eine gute Übereinstimmung und für die Einzelfälle eine gute Korrelation mit Abweichungen im Bereich von ± 10 dB (*Bonfils* et al. 1988). Die solchermaßen definierte Schwelle spiegelt die unspezifische kochleäre Aktivität und die Empfindlichkeit des Gehörs für den breitbandigen, aus vielen Frequenzen zusammengesetzten Reiz wider (*Avan* et al. 1991). Eine frequenzspezifische Schätzung der Schwelle ist bei Verwendung von Tonpulsen an Stelle des Clickreizes möglich. Zumindest bei einer Prüffrequenz von 2 kHz ergibt sich eine gute Korrelation zwischen TEOAE-Schwelle und Tonhörschwelle.

Eine Optimierung der Bestimmung von TEOAE-Schwellen scheint mithilfe der Eingangs/Ausgangs-Kennlinien unter Einbeziehung der linearen Signalkomponenten möglich zu sein. Werden die TEOAE unter Anwendung einer für die Auslöschung linearer Komponenten konzipierten Reizsequenz gemessen (*nonlinear mode*) und mit der Messung ohne Anwendung dieser Reizsequenz verglichen (*linear mode*), so erweist sich das „lineare Verfahren" in Hinblick auf die Nachweisempfindlichkeit schwellennaher Reizantworten als überlegen – schon allein weil die Angabe eines Reizpegels im *nonlinear mode*, bei dem eine aus Reizen unterschiedlicher Amplitude bestehende Sequenz angewendet wird, problematisch ist. An der reizpegelabhängigen Inzidenz (Abb. 4.**9**) ist zu erkennen, dass die im *linear mode* gemessenen TEOAE bis zu einem etwa 6 dB niedrigeren Reizpegeln nachweisbar sind als im *nonlinear mode* (*Hoth* et al. 2006). Auch bei mittleren Reizpegeln sind die TEOAE in vielen Fällen nur mit der das Originalsignal nicht verfälschenden Messung im *linear mode* nachweisbar. Dies liegt daran, dass in diesem Modus alle Signalanteile erfasst werden und das Ergebnis schon aufgrund des methodischen Unterschieds bei gleicher Untersuchungsdauer etwa 6 dB weniger Restrauschen bzw. eine entsprechend höhere Reproduzierbarkeit aufweist. Bei hohen Reizpegeln hingegen ist die bessere Nachweisbarkeit reproduzierbarer Signale im

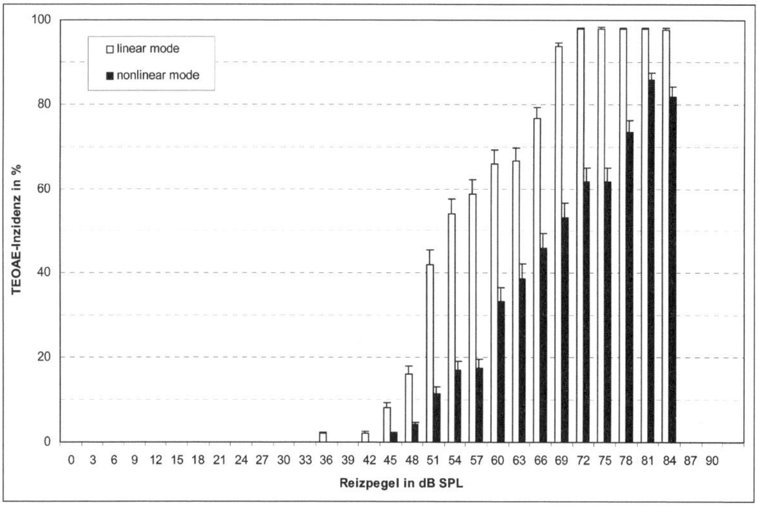

Abb. 4.**9** Reizpegelabhängigkeit der Nachweisbarkeit (Inzidenz) der vollständigen TEOAE (linear mode) und ihrer nichtlinearen Komponenten (nonlinear mode).

linear mode wenig nutzbar, da sie zumindest teilweise auf den hier zunehmend an Einfluss gewinnenden Reizartefakt zurückzuführen ist.

Grundsätzlich beschreibt die Reizantwortschwelle wegen der breitbandigen Reizung (Click) den minimalen hörbaren Pegel nur sehr pauschal. Möglicherweise lässt sich durch die Auswertung mehrerer Zeitfenster ein Gewinn an nutzbarer Information erzielen. Aus einem pragmatischen Blickwinkel ist jedoch hiervon kein wesentlicher Fortschritt zu erwarten. Unter der Annahme eines realistischen Schätzfehlers von 10 dB und bei Berücksichtigung des Umstandes, dass die TEOAE sich dem Nachweis entziehen, sobald der Hörverlust die Grenze von 30 dB überschreitet, sind der Aussicht, quantitative und frequenzspezifische Daten zu erhalten, aus denen eine differenzierte Diagnose abgeleitet und der frequenzabhängige Verstärkungsbedarf apparativer Hörhilfen abgelesen werden kann, sehr enge Grenzen gesetzt.

Ohne Zweifel weisen die DPOAE in Bezug auf die Option einer quantitativen und frequenzspezifischen Hörschwellenbestimmung günstigere Voraussetzungen auf als die TEOAE. Der gängige Ansatz besteht darin, die Reizpegelabhängigkeit der DPOAE-Amplitude (DPOAE-Wachstumsfunktion oder *DP growth function*) zu nutzen (Abb. 4.**10**). Aus der oben beschriebenen Extrapolation dieser Funktion ergibt sich ein Schwellenpegel, der im statistischen Mittel

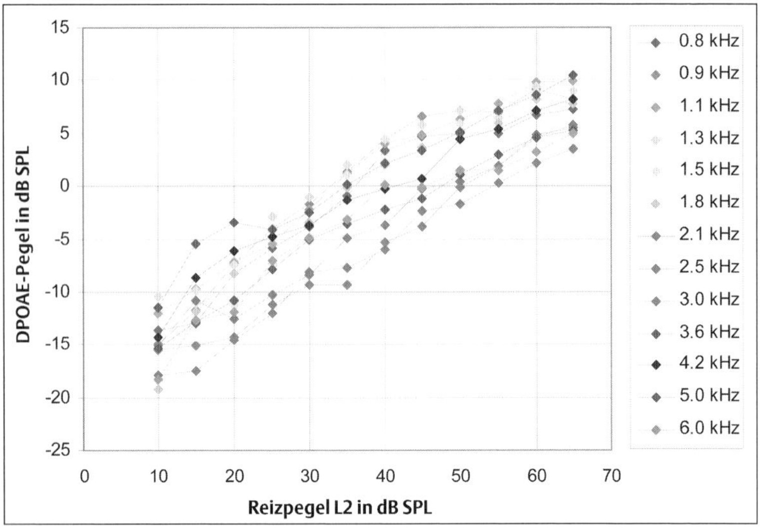

Abb. 4.**10** Mittlere Eingangs/Ausgangs-Kennlinien der DPOAE bei 13 verschiedenen Reizfrequenzen (15 normalhörende Ohren).

eine gute Korrelation zur verhaltensaudiometrischen Hörschwelle aufweist (*Boege* und *Janssen* 2002, *Gorga* et al. 2003). Im Einzelfall aber können Abweichungen von bis zu 50 dB auftreten, die für die praktische Anwendung nicht tolerierbar sind. Wird die Wachstumsfunktion für viele Reizfrequenzen gemessen, so ergeben die durch Extrapolation gewonnenen und über der Frequenz aufgetragenen Schwellen eine mit dem Tonaudiogramm vergleichbare aber mit diesem nicht exakt übereinstimmende Kurve (vgl. Abb. 2.**14**). Das Verfahren kann weitgehend automatisiert werden (*Janssen* 2005). Da die DPOAE nur bis zu Hörverlusten von 50 dB nachweisbar sind, können jedoch bei hochgradigen Hörstörungen keine Ergebnisse erwartet werden.

Vergleichbare Ergebnisse werden erzielt, wenn nicht die Amplitude der DPOAE sondern ein aus den Daten gewonnener Parameter, dessen Zahlenwert mit der Nachweisbarkeit und der Signifikanz einer Reizantwort zusammen-

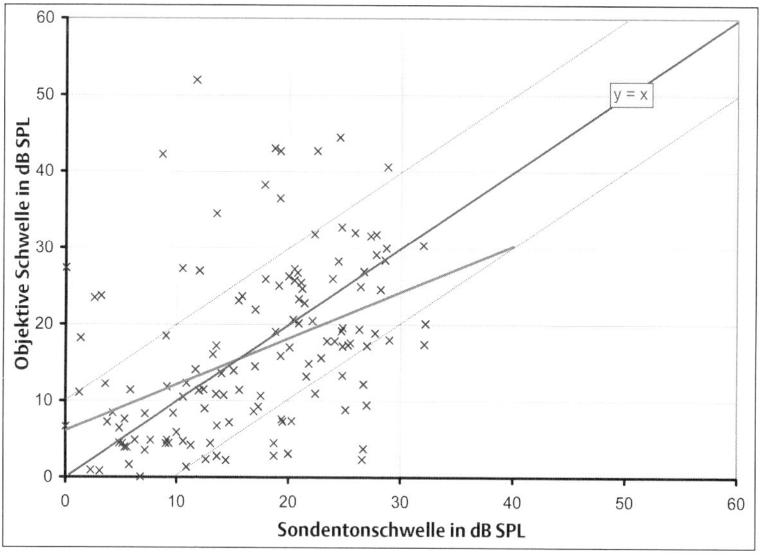

Abb. 4.**11** Korrelation zwischen subjektiver und objektiver Hörschwelle bei den DPOAE (*Hoth* 2005b). Die subjektive Schwelle wurde mit demselben Sondenton bestimmt, der auch für die Messung der DPOAE angewendet wurde. Die objektive Hörschwelle beruht auf der Reizantwortschwelle, welche ihrerseits als der niedrigste Reizpegel definiert ist, bei dem die DPOAE eine Reproduzierbarkeit von mindestens 60 % aufweist (Messwerte von 15 normalhörenden Ohren bei 13 Reizfrequenzen). Der flache Verlauf der Regressionsgeraden zeigt, dass die wirkliche Hörschwelle bei geringgradigen Hörverlusten überschätzt und bei größeren Hörverlusten unterschätzt wird.

hängt, ausgewertet wird. Der Vorteil besteht darin, dass für universelle Größen wie das Signal/Rausch-Verhältnis oder die Reproduzierbarkeit Konfidenz und Signifikanz angegeben werden können und das zwangsläufig immer präsente Restrauschen sich auf diese Parameter weniger auswirkt als auf den Verlauf der Amplitudenwachstumsfunktion. Weiterhin ist es vorteilhaft, dass an Stelle einer ganzen Serie von Messwerten im Prinzip nur zwei Messungen erforderlich sind, die den Übergang vom nicht signifikanten zum signifikanten Signal eingabeln. Bei den unter Routinebedingungen gemessenen DPOAE liegt dieser Übergang durchschnittlich etwa 20 dB über der Hörschwelle (*Hoth* 2005b). Wird umgekehrt die Hörschwelle unter Berücksichtigung dieser Beobachtung aus der Reaktionsschwelle bestimmt, so ergeben sich in 72% der Fälle nur bis zu 10 dB Abweichung zwischen subjektiver und objektiver Schwelle (Abb. 4.**11**).

Unabhängig vom verwendeten Ansatz – Extrapolation von Wachstumsfunktionen oder Bestimmung einer Signifikanzsschwelle – ist die Objektivierung der Hörschwelle mithilfe der DPOAE von der Problematik überlagert, dass das DP-gram eine im Tonaudiogramm nicht auftretende Feinstruktur aufweist. Diese wird auf die Existenz zweier DPOAE-Quellen zurückgeführt (s. S. 43ff.). Nur wenn die zweite Quelle mithilfe eines Suppressortons oder durch Separation gemäß der DPOAE-Latenz ausgeschaltet wird, kann das für die Reizfrequenz f_2 relevante Hörvermögen isoliert untersucht werden. Andernfalls besteht die Gefahr, dass ein durch die Interferenz der zwei DPOAE-Generatoren hervorgerufenes Maximum oder Minimum zu einem systematischen Fehler führt.

4.4 Untersuchung spezieller Fragestellungen

Immer wieder ist die Vermutung geäußert worden, dass die TEOAE eine geringfügige oder beginnende Schädigung des Innenohres empfindlicher anzeigen als die Tonaudiometrie (*Brown* et al. 1989, *Lonsbury-Martin* et al. 1991, *Plinkert* und *Kröber* 1991, *Hotz* et al. 1993, *Hoth* 2000, *Lucertini* et al. 2002). Auch wenn nur wenige gut dokumentierte Bestätigungen dieser Vermutung vorliegen und dementsprechend keine abgesicherten Regeln für die Klassifizierung der Befunde angegeben werden können, so gehört doch die Untersuchung der Auswirkungen von Lärm, Alterung und ototoxischen Substanzen an vielen Orten zum Anwendungsbereich der OAE. Hierbei steht häufig der Nachweis von Veränderungen der Innenohrleistung im Mittelpunkt des Interesses. Er macht die mehrmalige Messung der OAE und ihre vergleichende Auswertung erforderlich. Die Beobachtung des Verlaufs liefert bereits *per se* verwertbare Information, soweit Kriterien für die Unterscheidung zwischen unsystematischen und systematischen oder signifikanten Veränderungen zur Verfügung stehen. Zusätzlich kann sich ein differenzialdiagnostischer Nutzen ergeben – etwa beim Monitoring während der Hörsturztherapie. Voll erschließbar wird das differenzialdiagnostische Potenzial der OAE aber erst durch Einbeziehung anderer Untersuchungsverfahren. Dies gilt ebenso in der Tinnitusdiagnostik wie auch bei Verdacht auf auditorische Neuropathie und im Fall von neuralen und zentralen Hörstörungen.

4.4.1 Lärmschäden des Innenohres

Bei der Betrachtung der Schädigung der Innenohrfunktion durch Lärmeinwirkung muss zwischen akuten und chronischen Effekten unterschieden werden.

- Bei akuten Lärmschäden zeigt sich in vielen aber nicht allen Fällen eine Schwellenabwanderung im Tonaudiogramm ohne eine Änderung der OAE (*Balatsouras* et al. 2005). Die Berichte in der Literatur sind aber keineswegs einheitlich: Bei zeitlich begrenzter „subriskanter Impulsreizung“ (militärische Schießübungen) könnten die TEOAE für den Nachweis beginnender kochleärer Schäden durchaus sensitiver sein als das Tonaudiogramm (*Hotz* et al. 1993). Nach *Plinkert* et al. (1995) erweisen sich die TEOAE im Methodenvergleich als das empfindlichste objektive Messverfahren, um durch Impuls- oder Dauerlärm hervorgerufene Schädigungen des kochleären Verstärkers zu erfassen.
- Bei chronischer Lärmexposition werden sowohl Amplitudenabnahmen der TEOAE als auch temporäre Schwellenverschiebungen (*temporary threshold shift*, TTS) beschrieben, zwischen beiden besteht aber keine Korrelation (*Kværner* et al. 1995). In einer Längsschnittstudie zeigen *Miller* et al. (2004), dass Schwellenverluste von lärmexponierten Arbeitern sich im Allgemeinen in einer Abnahme der Amplitude von TEOAE und DPOAE widerspiegeln. Dem stehen aber zahlreiche widersprüchliche Beobachtungen gegenüber: Ebenso wie die Schwelle sich nach einer vorübergehenden Schwellenabwanderung zurückbilden kann, ohne dass die OAE ihre ursprüngliche Amplitude wiedererlangen, gibt es Fälle, in denen eine TTS nicht mit einer Abnahme der OAE-Amplitude einhergeht. Andererseits erhielt die Vermutung, mithilfe der TEOAE könnte eine Früherkennung subklinischer Haarzellschäden möglich sein, eine weitere Bestätigung durch einen Bericht von *Lucertini* et al. (2002), demzufolge die TEOAE am tonaudiometrisch unauffälligen Ohr bei unilateralen, durch Schusswaffengebrauch verursachten Lärmschäden signifikant reduziert sind. Die zusammenfassende Wertung dieser nichteinheitlichen Berichte lässt die Deutung zu, dass die Auswirkun-

gen von Impulslärm eher als die von Dauerlärm zu einer empfindlichen Störung der OAE führen.

Im Zusammenhang mit der Begutachtung der Lärmschwerhörigkeit haben die OAE bisher nur wenig Bedeutung erlangt, obwohl ihre Generatoren (die OHC) bei den lärminduzierten Funktionsdefiziten des Innenohres eine zentrale Rolle spielen. Einer der Gründe hierfür besteht sicherlich darin, dass mithilfe der OAE bis heute keine quantitative Bestimmung des Ausmaßes einer Hörstörung und des von ihr betroffenen Frequenzbereiches möglich ist. Die OAE werden somit nur der ersten unter den zwei für die Begutachtung der Lärmschwerhörigkeit wichtigen Forderungen, nämlich

1. der Identifizierung eines Funktionsdefizites der OHC und
2. der quantitativen Bestimmung des Hörverlustes

gerecht. Für eine Standortbestimmung ist es notwendig, diese zwei Aspekte näher zu betrachten.

Identifizierung eines Funktionsdefizites der OHC

Die OAE sind Ausdruck der aktiven und nichtlinearen Vorgänge bei der Schallverarbeitung im Innenohr. Die *Aktivität* des kochleären Verstärkers hängt aufs Engste mit der Existenz verzögerter Emissionen (TEOAE) zusammen, seine *Nichtlinearität* ist eng verknüpft mit der Entstehung von Verzerrungsprodukten (DPOAE). Es besteht heute kaum ein Zweifel daran, dass die aktiven und nichtlinearen Elemente des Hörsystems mit den OHC identisch sind. Diese sind in derselben Weise wie der kochleäre Verstärker für die Empfindlichkeit, die überschwellige Intensitätsverarbeitung und das Frequenzselektionsvermögen des Gehörs verantwortlich. Bekanntlich sind die OHC auf verschiedene Noxen, darunter die chronische Lärmexposition, äußerst empfindlich. Mithilfe der OAE wird somit exakt die Funktion der für Lärmschäden des Ohres relevanten Strukturen geprüft. Sie leisten etwas Ähnliches wie die in der Beurteilung der Lärmschwerhörigkeit fester verankerten überschwelligen Tests, jedoch ohne die für subjektive Tests typischen Unwägbarkeiten.

Quantitative Bestimmung des Hörverlustes

Aufgrund der engen Beziehung zwischen OHC und OAE sollte ein gutes Hörvermögen mit einer großen Amplitude der OAE einhergehen und die OAE müssten mit zunehmendem Hörverlust an Intensität verlieren. Dieser Zusammenhang wird auch tatsächlich beobachtet, wenngleich er sich nur im statistischen Sinne als gültig erweist. Im individuellen Fall hingegen können sowohl große OAE bei Ohren mit einem relevanten innenohrbedingten Hörverlust als auch kleine OAE bei Normalgehör angetroffen werden. Die Folge dieser nicht vollständig verstandenen interindividuellen Variabilität besteht darin, dass sich aus der Amplitude der gemessenen OAE die zugehörige Hörschwelle nicht quantitativ vorhersagen lässt. Erst wenn die weiter oben beschriebenen Bemühungen, die Hörschwelle aus den Parametern der OAE zu ermitteln, zum Erfolg führen, besteht Aussicht auf eine Methode zur objektiven und quantitativen Bestimmung des lärmbedingten Haarzellschadens.

Qualitative Bestimmung des Hörverlustes

Qualitativ ist der für eine Lärmschwerhörigkeit typische OAE-Befund durch eine dem tonaudiometrischen Hörverlust entsprechende Verringerung der Amplituden von TEOAE und DPOAE bei hohen Frequenzen gekennzeichnet (Abb. 4.**12**). Die Entsprechung gilt nur für das integrale Verhalten innerhalb relativ breiter Frequenzbereiche, nicht jedoch in differentieller Weise für die Messwerte bei einzelnen Reizfrequenzen. Insbesondere ist die Relation zwischen der Tonhörschwelle und der frequenzabhängigen OAE-Amplitude nicht so eng, dass eine C5-Senke als Merkmal der beginnenden Lärmschwerhörigkeit in jedem Einzelfall objektiviert werden kann. Der Verlust der OAE charakterisiert das durch die Schädigung der äußeren Haarzellen bedingte kochleäre Funktionsdefizit, er ist jedoch nicht für die Lärmschwerhörigkeit spezifisch.

4.4.2 OAE und Presbyakusis

Auch hinsichtlich der Beschreibung der durch das Lebensalter bedingten Veränderungen der OAE ist die Literatur nicht einheitlich. Schon lange ist bekannt, dass Inzidenz, Amplitude, Auslöseschwelle und Spektrum der TEOAE vom Alter abhängen (*Bonfils* et al. 1988). Die fundamentale Schwierigkeit besteht jedoch darin, den Einfluss des Alters von dem des altersbedingten Hörverlustes zu trennen. Die Bestimmung partieller Korrelationen deutet darauf hin, dass zwischen Alter und TEOAE-Amplitude eher kein direkter Zusammenhang besteht (*Bertoli* und *Probst* 1997). Den Autoren zufolge bedarf dieser Befund der weiteren Absicherung durch Untersuchung einer Vergleichsgruppe junger Probanden, deren Hörvermögen paarweise auf das der Stichprobe älterer Probanden abgestimmt ist. Für die DPOAE ist die Vermutung geäußert worden, dass ein intrinsischer, allein vom Alter abhängiger Effekt auf die Entstehungsmechanismen der OAE existieren könnte (*Dorn* et al. 1998). Alternativ werden Veränderungen des Mittelohres als Ursache für die altersbedingte Reduktion der OAE-Amplitude diskutiert (*Oeken* et al. 1999, *Oeken* et al. 2000). Als weitere mög-

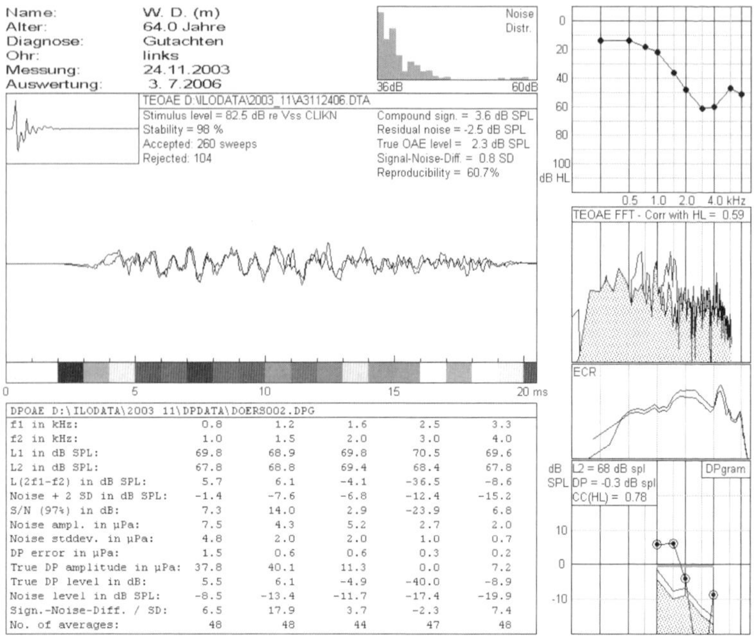

DPOAE D:\ILODATA\2003 11\DPDATA\DOERS002.DPG					
f1 in kHz:	0.8	1.2	1.6	2.5	3.3
f2 in kHz:	1.0	1.5	2.0	3.0	4.0
L1 in dB SPL:	69.8	68.9	69.8	70.5	69.6
L2 in dB SPL:	67.8	68.8	69.4	68.4	67.8
L(2f1-f2) in dB SPL:	5.7	6.1	-4.1	-36.5	-8.6
Noise + 2 SD in dB SPL:	-1.4	-7.6	-6.8	-12.4	-15.2
S/N (97%) in dB:	7.3	14.0	2.9	-23.9	6.8
Noise ampl. in µPa:	7.5	4.3	5.2	2.7	2.0
Noise stddev. in µPa:	4.8	2.0	2.0	1.0	0.7
DP error in µPa:	1.5	0.6	0.6	0.3	0.2
True DP amplitude in µPa:	37.8	40.1	11.3	0.0	7.2
True DP level in dB:	5.5	6.1	-4.9	-40.0	-8.9
Noise level in dB SPL:	-8.5	-13.4	-11.7	-17.4	-19.9
Sign.-Noise-Diff. / SD:	6.5	17.9	3.7	-2.3	7.4
No. of averages:	48	48	44	47	48

Abb. 4.**12** EOAE bei Lärmschwerhörigkeit, gemessen im Rahmen der fachärztlichen Begutachtung an einem 64-jährigen Zimmermann, der über 17 Jahre einem arbeitsplatzbezogenen Lärmpegel von 86 bis 100 dB ausgesetzt war. Mithilfe des SISI-Tests (Ergebnis: 100 %) und Langenbeck-Tests (Ergebnis: einmündende Mithörschwelle) wurde ein Recruitment festgestellt und somit das Vorliegen einer Innenohrschädigung zusätzlich bestätigt.

liche Defizite des alternden Gehörs kommen atrophische Veränderungen des *Corti*-Organs, funktionelle Neuronenverluste im zentralen Nervensystem und eine Atrophie der Stria vascularis in Frage (*Bonfils* et al. 1988). Zudem sind Veränderungen der Expression inhibitorischer Neurotransmitter in die Diskussion um die altersbedingten Veränderungen des Gehörs eingebracht worden (*Gleich* und *Strutz* 2005). Angesichts der Vielzahl möglicher Faktoren ist es nicht überraschend, dass die OAE bei Presbyakusis kein einheitliches Bild zeigen.

Zur Isolation des Effekts der Alterung von dem der altersbedingten Schwerhörigkeit eignen sich die in Abb. 4.**13** gezeigten Ergebnisse der Auswertung einer großen Zahl von OAE-Messungen an Ohren mit Normalgehör oder innenohrbedingter Hörstörung (*Hoth* und *Gudmundsdottir* 2006). Sie zeigen, dass der

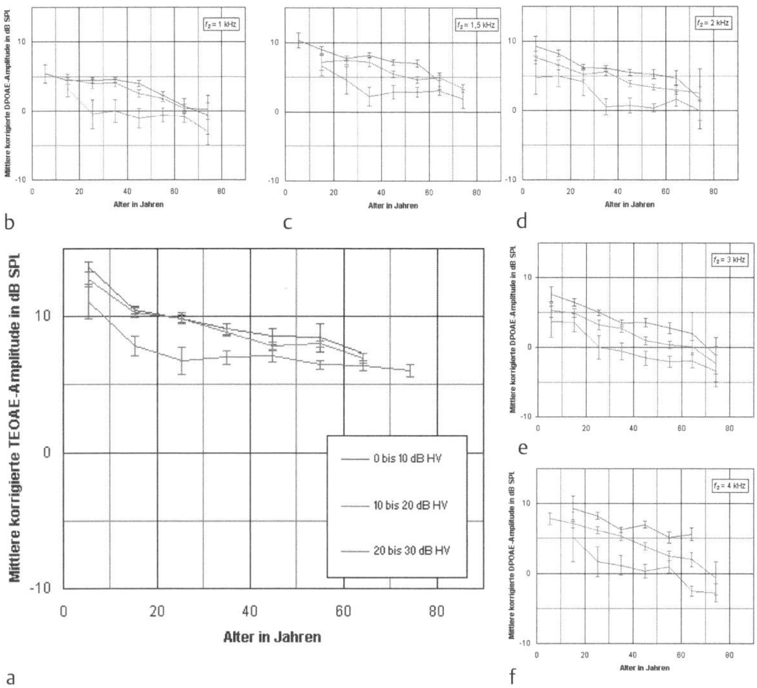

Abb. 4.**13** Die Amplitude von TEOAE (a) und DPOAE (b–f für die angegebenen Reizfrequenzen) nimmt bei Ohren vergleichbaren Hörverlustes mit dem Lebensalter ab. Zugleich ist zu erkennen, wie die Emissionsamplitude innerhalb einer Altersgruppe mit dem Hörverlust abnimmt. Gezeigt sind die Mittelwerte und Standardfehler, die aus einer klinischen retrospektiven Studie an über 10 000 Ohren ergeben haben (jeder Punkt ist ein Mittelwert aus bis zu 306 Einzelwerten).

Emissionspegel sowohl der TEOAE als auch der DPOAE bei Ohren älterer Probanden auch dann kleiner ist als bei jungen Probanden, wenn das Hörvermögen unverändert ist. Die lineare Pegelabnahme beträgt etwa 1 dB auf zehn Lebensjahre, das entspricht einer Halbierung der OAE-Amplitude innerhalb der Zeitspanne vom 5. bis zum 65. Lebensjahr. Aus diesem empirischen Befund geht hervor, dass die OAE-Amplitude kein determiniertes Maß für die Empfindlichkeit des Gehörs sein kann, da sie von anderen, bisher nicht bekannten Faktoren beeinflusst wird. Die Daten ermöglichen aber die Definition von altersabhängigen Normalbereichen, die in der Praxis bei der Interpretation eines individuellen Messwertes als Orientierung dienen können.

4.4.3 OAE und ototoxische Substanzen

Eine Vielzahl von Substanzen weist eine das Hörsystem schädigende (ototoxische) und daneben gelegentlich auch vestibulotoxische Wirkung auf. Insbesondere handelt es sich hierbei um bestimmte Medikamente, Genussmittel und Industriestoffe. Ototoxische Substanzen im engeren Sinne schädigen die Strukturen des Innenohres. Im weiteren Sinne wird der Begriff aber auch für neurotoxische Substanzen verwendet, wie beispielsweise Schwermetalldämpfe oder zentralnervös wirkende Medikamente. Außerdem werden exogene von endogenen ototoxischen Schäden unterschieden. Zu letzteren zählen beispielsweise der Neugeborenenikterus (Gelbsucht) und infekttoxische, durch Nierenfunktionsstörungen, Hypothyreose (Schilddrüsenunterfunktion), bestimmte Immunerkrankungen oder Diabetes mellitus bedingte Innenohrschädigungen (*Federspil* 1994).

Im Folgenden soll nur auf Substanzen eingegangen werden, die exogen toxische Innenohrschäden hervorrufen und unter diesen vor allem auf solche, die zu irreversiblen Schäden führen können, da das ototoxische Potenzial bei Anwendung dieser Substanzen zu beachten ist und einer sorgfältigen Patientenaufklärung bedarf. Die gebräuchlichsten von ihnen sind Aminoglykosid-Antibiotika und Zytostatika, aber auch Malariamittel und Schleifendiuretika. Die Dauer der Behandlung, die Dosis, die Applikationsart, die Nierenfunktion und mitunter der Zustand des Patienten sind neben der individuellen Disposition ausschlaggebend für die Ototoxizität des jeweiligen Medikaments. Ototoxische Medikamente können sowohl systemisch verabreicht werden als auch lokal, z. B. als Ohrentropfen. Auch nach Anwendung ototoxischer Medikamente in Körperhöhlen, den Liquorräumen oder als Salben wurden Hörschäden beobachtet.

Die meisten der auf das Innenohr wirkenden ototoxischen Substanzen schädigen die äußeren Haarzellen. Ihre Schadwirkung ist daher an einer Reduktion von TEOAE- oder DPOAE-Amplituden ablesbar, und zwar bevor sich der Hörverlust tonaudiometrisch oder klinisch nachweisen lässt (*Plinkert* und *Kröber* 1991, *Beck* et al. 1992, *Stavroulaki* et al. 2002). OAE gelten daher als besonders sensitiv für eine beginnende Haarzellschädigung und sie werden regelmäßig z. B. bei Chemotherapie mit ototoxischen Substanzen in begleitenden audiometrischen Untersuchungen gemessen. Da ototoxische Schäden beim Menschen von hohen Frequenzen zu tieferen fortschreiten, können hier DPOAE-Messungen wegen ihrer Frequenzspezifität von Vorteil sein.

Für eine Reihe von Stoffen wurde zumindest in Tierversuchen eine innenohrprotektive Wirkung bei gleichzeitiger Verabreichung mit einer ototoxischen Substanz nachgewiesen, was an einer verminderten Reduktion der OAE-Amplituden abgelesen werden kann (*Guneri* et al. 2001, *Zhuravskii* et al.

2002). Kumulative Effekte ototoxischer Substanzen gelten auch als einer der Faktoren, die zur Altersschwerhörigkeit (Presbyakusis) beitragen (*Gates* et al. 2002).

Aminoglykosidantibiotika

Die kochleäre Ototoxizität der Aminoglykosidantibiotika nimmt in der Reihenfolge Netilmicin, Dibekacin, Tobramycin, Gentamicin, Sisomicin, Amikacin, Kanamycin bis Neomycin zu (*Federspil* 1994). Sie wird vor allem von Dosierung, Applikationsart, vorangegangenen Aminoglykosid-Therapien, Nierenfunktion, bereits bestehenden Hörschäden, individueller und familiärer Empfindlichkeit, aber auch vom Lebensalter (erhöhtes Risiko in der Fetal-, Neugeborenen- und Säuglingszeit), einer zusätzlichen Lärmexposition, der Kombination mit anderen ototoxischen und nephrotoxischen Medikamenten und dem Vorliegen einer Anämie bestimmt.

Die schädigende Wirkung auf die OHC beruht möglicherweise auf einer Reaktion der basischen Aminoglykosid-Antibiotika mit den sauren Phospholipiden der Zellaußenseiten der Haarzellen unter Freisetzung von Magnesium und Calcium (*Schacht* und *Weiner* 1986). Dieser Vorgang soll die reversiblen Hör- und Gleichgewichtsschäden bedingen. Ein aktiver Prozess transportiert die Aminoglykoside anschließend an die Membraninnenseite, wo sie sich irreversibel an PIP 2 (Phosphatidyl-Inositol-Biphosphat) binden. Das ist eine Komponente der äußeren Zellmembran und Vorstufe von IP 3 (Inositol-Triphosphat), das durch Freisetzen von Calciumionen aus intrazellulären Speichern die Antwort der Haarzelle ermöglichen soll. Die beschriebene Bindung stört die Gesamtstruktur der Zellmembran und soll zum irreversiblen Hörverlust führen (*Zenner* und *Schacht* 1986).

Gentamicin gilt als Standardpräparat und wird als Kombinationspartner von Betalaktamantibiotika bei Pseudomonas-, Serratia-, Enterobacter-, Staphylokokken- und Streptokokken-Infektionen und damit meist bei Neugeborenen-Infektionen eingesetzt. Tobramycin wird besonders bei Pseudomonasinfektionen genutzt und Amikacin meist als Reserveantibiotikum. Streptomycin wird vor allem in der Tuberkulosetherapie eingesetzt. Der ototoxische Effekt dieser Medikamente äußert sich vor allem in einer meist aber nicht zwingend symmetrischen Schallempfindungshörstörung zunächst für die höheren Frequenzen, die in den Bereiche tieferer Frequenzen fortschreiten und mit einem positiven Rekruitment, einem hochfrequenten Tinnitus und Schwindelbeschwerden einhergehen kann. Diese Schäden können sich partiell oder gänzlich zurückbilden, wobei aber auch Spättoxizität und Progredienz auftreten können, insbesondere bei Neomycin, weniger bei Streptomycin und Kanamycin (*Federspil* 1994).

Die Wirkung von Aminoglykosiden wie Gentamicin auf die Membranstruktur zeigen die DPOAE empfindlicher an als die morphologische Untersuchung der Haarzellen (*Brown* et al. 1989, *McDowell* et al. 1989). Der ototoxische Effekt von Gentamicin ist relativ variabel und zudem geschlechtsabhängig: Im Tierversuch sind weibliche Meerschweinchen empfindlicher als männliche. Da der erste Angriffsort von Gentamicin in der äußeren Haarzelle der efferente Rezeptor ist, kann die efferente Aktivität die Empfindlichkeit für die Gentamicin-induzierte Schädigung anzeigen (*Halsey* et al. 2005). Daher kann die efferent vermittelte kontralaterale DPOAE-Suppression die Sensitivität auf Gentamicinschädigungen sowohl bezüglich der Zeitspanne bis zum Auftreten der manifesten Hörstörung als auch bezüglich des Schwellenschwundes in Abhängigkeit von der Gentamicin-Dosis voraussagen.

Glykopeptidantibiotika

Vancomycin, ein Glykopeptidantibiotikum, zeigt in klinischer Dosierung weniger ototoxische Wirkung als Aminoglykoside, die insbesondere in der Kombination mit letzteren aber nicht immer reversibel ist (*Lutz* et al. 1991). In der Tuberkulosetherapie werden außer bei Streptomycin auch für andere Medikamente wie Isoniazid, Rifampicin und Ethambutol ototoxische und vestibulotoxische, meist reversible Nebenwirkungen beschrieben.

Zytostatika

Unter den in der Tumortherapie eingesetzten Zytostatika nimmt das Cisplatin bezüglich seiner Ototoxizität eine besondere Stellung ein. Weiterhin werden ototoxische, häufig reversible Schäden auch von anderen Zytostatika wie 5-Fuoruracil, hochdosiertem Cyclophosphamid, Vincristin und dem Radiosensitizer Misonidazol berichtet. Sie führen zu einer Schädigung der äußeren vor den inneren Haarzellen von basal nach apikal und somit zu im Hochtonbereich beginnenden Innenohrhörverlusten, Tinnitus und hin und wieder vestibulären Beschwerden. Sie wirken vor allem über eine Inhibition der ATPase in Innenohr und Nieren (*Federspil* 1994).

Angaben über die Ototoxizität von Cisplatin variieren von 9 % bis 50 % (*Beck* et al. 1992) bzw. sogar 91 % (Helson et a. 1978) je nach verabreichter Dosis, Dauer der Anwendung, Kriterien für Ototoxizität und audiologischen Methoden. Während die Tonschwellen vor und nach Behandlung mit Cisplatin nahezu unverändert sein können, nimmt die Amplitude der TEOAE bei allen Frequenzen signifikant ab (*Plinkert* und *Kröber* 1991). Sowohl der Grad der Amplituden-Reduktion als auch die geringere Reduktion bei der Verabreichung von protektiven Substanzen wie Vitamin B (*Guneri* et al. 2001) sind ein sensibler Indikator für das Ausmaß der ototoxischen Schädigung. Ebenfalls im Tierversuch wurde eine Abnahme der TEOAE-Amplituden ca. 72 Stunden nach der Cisplatingabe nachgewiesen und eine nichtlineare Beziehung zu Veränderungen in den ABR beschrieben (*Hatzopoulos* et al. 2002). Auch bei ototoxischen Zytostatika gehen die OAE-Veränderungen dem typischen ototoxischen tonaudiometrischen Hochtonverlust voraus. Carboplatin, ein Zytostatikum der zweiten Generation, wirkt deutlich weniger ototoxisch als Cisplatin. Es schädigt in mittleren Dosen selektiv die inneren Haarzellen und die Typ I-Neurone des Spiralganglions, was sich nicht auf die OAE auswirkt, in höheren Dosen jedoch auch die äußeren Haarzellen betrifft und dann mit einer Abnahme der DPOAE-Amplitude einhergeht (Hofstetter et al. 1997, Salvi et al. 2000). Die Mehrzahl dieser Hörverluste verläuft progredient. Die OAE ermöglichen eine Verlaufsbeobachtung, und es existiert eine Reihe von Klassifizierungen entsprechend der audiometrischen Frühzeichen einer Hörstörung (Schmidt et al. 2006). Bei sich abzeichnender Hörstörung kann ein Protokoll-Wechsel von Cisplatin zu Carboplatin möglich sein. Die Tumortherapie steht jedoch im Vordergrund, und eher wird eine Hörstörung nach Therapieende behandelt als dass wegen einer solchen eine vital entscheidende Therapie abgebrochen wird.

Die Grenze für eine signifikante Amplitudenänderung ($p < 0.05$) liegt für die TEOAE bei ca. 4 dB (*Bönnhoff* und *Hoth* 1993). Für die DPOAE müssen die Abweichungen der Amplituden von einem Anfangswert ausgehend mindestens ca. 14 dB bei 500 Hz und 7 dB im Bereich von 1000 bis 4000 Hz betragen (*Beattie* et al. 2003). Für die Feststellung eines ototoxischen Schadens ist es bei der audiologischen Begleitung einer Chemotherapie wichtig, eine Ausgangsmessung vor der ersten Zytostatikagabe durchzuführen und es muss auf konstante Untersuchungsbedingungen und eine hohe Messqualität geachtet werden.

Schleifendiuretika

Unter den über die Nieren wirksamen ausschwemmenden Mitteln, den Diuretika, zeigen insbesondere die Schleifendiuretika wie Etacrynsäure und sein Nachfolgepräparat Furosemid ototoxische Wirkungen. Hörschäden treten hier insbesondere bei gleichzeitiger Gabe von Aminoglykosid-Antibiotika oder Zytostatika oder Vorliegen einer Niereninsuffizienz auf (*Federspil* 1994).

Salicylsäurederivate und andere nichtsteroidale Antirheumatika weisen ebenfalls eine – meist reversible – ototoxische Wirkung auf. Eine Überdosierung von Acetylsalicylsäure (Aspirin) kann einen meist leichten bis mittelgradigen bilateralen sensorineuralen Hörverlustes und Tinnitus auslösen. Dabei hemmen Salicylate kompetitiv Chlorid-Anionen an der Anionenbindungsstelle von Prestin, dem Motorprotein der äußeren Haarzelle. Der Hörverlust geht mit einer vorübergehenden Amplitudenabnahme der OAE einher, der sich aber in aller Regel innerhalb von zwei bis drei Tagen zurückbildet und nur in Ausnahmefällen einer Therapie bedarf (*Wecker* und *Laubert* 2004).

Malariamittel

Ein ebenfalls reversibler ototoxischer Effekt ist von bestimmten Malariamitteln wie Chinin, Chinidin, Chloroquin und Mefloquin bekannt. Ersteres wirkt primär auf die Spiralganglionneurone und ihre präsynaptischen Prozesse, jedoch auch auf die Elektromotitlität der äußeren Haarzellen und ist dann über OAE-Messungen nachweisbar (*Zheng* et al. 2001).

Herz-Kreislauf-Mittel

Unter den ototoxisch wirkenden Herz-Kreislauf-Mitteln sind insbesondere Betablocker hervorzuheben, die in Einzelfällen Hörstörungen und Schwindelbeschwerden hervorrufen können. Innenohrschäden nach der Einnahme oraler Kontrazeptiva sind möglicherweise durch Durchblutungsstörungen auf Grund thrombotischer Komplikationen verursacht (*Federspil* 1994).

Ototoxische Medikamente in der Neugeborenenphase

Die Verabreichung ototoxischer Medikamente in der Neugeborenenphase zählt zu den häufigsten Risikofaktoren für konnatale oder postnatal erworbene Hörstörungen (*Joint Committee on Infant Hearing* 1994, *Khairi* et al. 2005, *Korres* et al. 2005). In dieser Risikogruppe kommen Hörstörungen mit einer Häufigkeit von ca. 2% vor und damit zehnmal häufiger als in der Normalpopulation.

Für Neugeboreneninfektionen wird meist Gentamicin intravenös verabreicht, allerdings über eine Zeitspanne und in einer Dosis, die eine ototoxische Schädigung unwahrscheinlich machen. Vorübergehende Änderungen der OAE-Amplitude lassen sich nach kurzer Zeit meist nicht mehr nachweisen, weshalb wiederholte OAE-Messungen in solchen Fällen sinnvoll sind (*Zorowka* et al. 1993). Von Personen, die als Neugeborene wegen schwerer respiratorischer Erkrankungen Schleifendiuretika, Aminoglykoside und neuromuskuläre Blocker oder Vancomycin erhalten hatten, zeigen nur diejenigen sensorineurale Hörstörungen, die hochdosiert Diuretika und/oder neuromuskuläre Blocker erhalten hatten, wohingegen sich die Aminoglykosid- oder Vancomycin-Therapien lediglich individuell auswirken (*Robertson* et al. 2006).

Örtlich (topisch) angewendete ototoxische Medikamente wie neomycin- (auch in Kombination mit Polymyxin), gentamicin- und ciprofloxacinhaltige Ohrentropfen vermindern, wenn sie über Paukenröhrchen oder eine Trommelfellperforation in das Mittelohr gelangen, die Amplituden von DPOAE. Jedoch führen entzündliche Reaktionen, die diese Substanzen in der Pauke hervorrufen, neben anderen Prozessen zu einer zusätzlichen Verminderung der DPOAE-Amplituden, sodass letztere, zumindest im Tierversuch, die Ototoxizität dieser Substanzen nicht adäquat wiedergeben (*Migirov* und *Himmelfarb* 2003). Auch Lokalanästhetika oder Oberflächenantiseptika können bei Instillation in das Mittelohr ototoxische Wirkungen entfalten.

Zusammenfassung

Zusammenfassend muss die besondere Bedeutung von OAE-Messungen bei der Verlaufskontrolle einer medikamentösen Therapie mit ototoxischer Wirkung hervorgehoben werden. In Hinblick auf die Empfindlichkeit sind die OAE jeder anderen audiometrischen Methode überlegen. Voraussetzung für die Gewinnung aussagekräftiger Ergebnisse ist die Durchführung aller Messungen unter einheitlichen Bedingungen, die Korrektur der gemessenen Amplitude in Hinblick auf das Restrauschen, die Angabe von Konfidenzintervallen für die korrigierten Messwerte und die Verfügbarkeit einer vor Therapiebeginn durchgeführten Messung als Ausgangsbasis.

4.4.4 OAE und Hörsturz

Die durch Lärm, Alterung oder ototoxische Substanzen verursachte Beeinträchtigung der Innenohrfunktion ist sicherlich von der Schädigung nach einem Hörsturz verschieden. Dennoch bietet sich auch hier eine therapiebegleitende Verlaufskontrolle mithilfe der OAE an, um die Wirksamkeit der Behandlung auf die Funktion der OHC beurteilen zu können und eine Entscheidungshilfe hinsichtlich der Fortführung der Therapie zu erhalten. In Hinblick auf Vergleichbarkeit der Messungen und Aussagekraft der Messserie müssen hierbei (bis auf die geforderte Verfügbarkeit einer vor Therapiebeginn durchgeführten Messung) die im letzten Absatz des vorangegangenen Abschnittes genannten Regeln eingehalten werden.

Im Verlauf der Hörsturztherapie wird meistens ein „kongruentes Verhalten" von Hörschwelle und OAE beobachtet, d. h. die Emissionsamplitude nimmt mit Erholung der Hörschwelle zu (*Hinz* und *von Wedel* 1984, *Hoth* und *Bönnhoff* 1993, *Nakamura* et al. 1997). Ein Fallbeispiel ist in Abb. 5.**11** gezeigt. Bei der näheren Betrachtung individueller Daten zeigt sich jedoch, dass die Restitution des Hörvermögens häufig *nicht* mit einer Änderung der OAE vergesellschaftet ist (*Hoth* 2005a). Dies ist insbesondere bei solchen Ohren der Fall, die unmittelbar nach dem Hörsturz eine in Relation zum Hörverlust auffallend große OAE-Amplitude aufweisen (Fallbeispiel Abb. 5.**12**). Es zeigt sich darüber hinaus, dass in den dadurch gekennzeichneten Fällen eine erhöhte Wahrscheinlichkeit für eine Erholung der Hörschwelle besteht (Abb. 4.**14**). In ähnlicher Form war dieses Ergebnis bereits von *Hinz* und *von Wedel* (1984) vorweggenommen worden; es beinhaltet ein (allerdings noch nicht genügend abgesichertes) Potenzial zur Prognose guter Heilungsaussichten in solchen Fällen, bei denen die mit den OAE zusammenhängende Funktion der äußeren Haarsinneszellen durch den Hörsturz nicht wesentlich beeinträchtigt ist und bei denen eine retrokochleäre

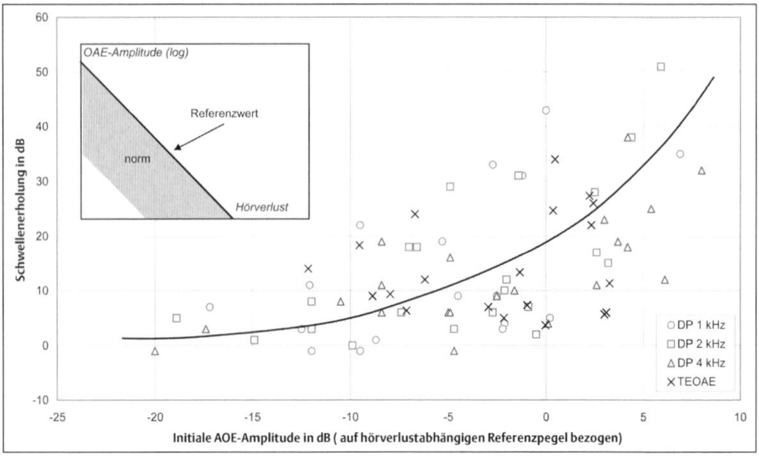

Abb. 4.**14** Nach einem Hörsturz tritt eine Erholung der Hörschwelle (Ordinate) bevorzugt dann in hohem Maße auf, wenn der initiale und auf den tonaudiometrischen Hörverlust bezogene Emissionspegel (Abszisse) groß ist (*Hoth* 2005a). Der Bezugswert (Referenzpegel) entspricht der oberen Begrenzung des Bereiches, der die mittlere Abnahme der Emissionsamplitude um etwa 10 dB bei 20 dB Schwellenverlust pauschal berücksichtigt (kleine Zeichnung).

Störung nach Maßgabe der BERA (*brainstem electric response audiometry*) ausgeschlossen wurde.

4.4.5 OAE und Tinnitus

Die Entdeckung der OAE weckte die Hoffnung auf die Verfügbarkeit einer Methode zur Objektivierung von Ohrgeräuschen, und sie regte eine entsprechend intensive Suche nach einem Zusammenhang zwischen Tinnitus und den Parametern der OAE an. Die naheliegende Erwartung, Ohrgeräusche könnten sich durch spontane otoakustische Emissionen (SOAE) objektivieren lassen, bestätigte sich nicht: Nur bei zwei von 53 Patienten wurde eine mit dem Tinnitus korrelierte spontane Emission gefunden (*Hazell* 1984), ein über das Zufallsniveau hinausgehender Zusammenhang zwischen den SOAE und Tinnitus konnte nicht nachgewiesen werden (*Wilson* 1986). Dies fügt sich zwanglos in die heute bekannte Tatsache ein, dass die SOAE im Gegensatz zum Tinnitus ein Merkmal der ungeschädigten Kochlea sind.

Nur scheinbar steht dies im Widerspruch zu der immer wieder in der praktischen Arbeit auftretenden Beobachtung, dass Frequenz und Maskierungsverhalten von SOAE und Tinnitus in Einzelfällen miteinander übereinstimmen (*Plinkert* et al. 1990). Hypothetisch ist ein *cochlear-motor tinnitus*, der auf eine Hypermotilität der äußeren Haarzellen zurückgeführt werden kann, in Abgrenzung zum Transduktions- und Fortleitungs-Tinnitus denkbar (*Zenner* und *Ernst* 1993), und es gibt zumindest Hinweise darauf, dass die Wachstumsfunktionen der DPOAE diese Modellvorstellung unterstützen (*Janssen* et al. 1998). Bezüglich der TEOAE ist beschrieben worden, dass das membranwirksame Medikament Lidocain sowohl eine Reduzierung der Emissionsamplitude als auch eine Abschwächung des Tinnitus bewirkt (*Uppenkamp* et al. 1990). Dies wiederum widerspricht der Beobachtung, dass bei Tinnitus die Amplitude der TEOAE langer Latenz reduziert, ihr Verhalten bei kontralateraler Suppression hingegen unverändert ist (*Lind* 1996).

Für die praktische Anwendung ergibt sich gegenwärtig aus diesen Erfahrungen keine eindeutig erwiesene und für Tinnitus spezifische Veränderung der OAE: Sind retrokochleäre Ursachen ausgeschlossen und liegt keine akute Hörverschlechterung vor, dann verhalten sich die OAE so, wie es bei einer innenohrbedingten Schwerhörigkeit dem tonaudiometrischen Hörverlust entspricht. Dennoch sollten sie fester Bestandteil der Tinnitusdiagnostik sein, da eine vollständige Innenohrdiagnostik notwendige Voraussetzung für weitere diagnostische und therapeutische Schritte ist. Diskrepanzen zwischen Hörverlust und OAE begründen die Notwendigkeit, neurale oder zentrale Hörstörungen mithilfe der akustisch evozierten Potenziale (AEP) oder bildgebender Verfahren auszuschließen.

4.4.6 Auditorische Neuropathie

Der Nachweis von OAE spielt eine entscheidende Rolle in einer speziellen Klasse von Hörstörungen, der auditorischen Neuropathie, die auch als perisynaptische Audiopathie, auditorische Synaptopathie oder auditorische Dyssynchronie bezeichnet wird. Diagnostisch ist die auditorische Neuropathie typischerweise durch normale OAE und fehlende oder abnorme ABR gekennzeichnet (Abb. 4.**15**). Ursächlich ist möglicherweise eine Funktionsstörung der inneren Haarsinneszellen, der Synapse oder des Hörnerven, es wird aber auch eine Störung in der efferenten Kontrolle der äußeren Haarzellen diskutiert (*Abdala* et al. 2000). Wegen der nicht eindeutigen Befundkonstellation kann im Einzelfall – insbesondere bei Störungen, die auf eine Seite beschränkt sind – eine Abklärung mit hochauflösender Bildgebung durch ein Felsenbein-MRT erforderlich sein.

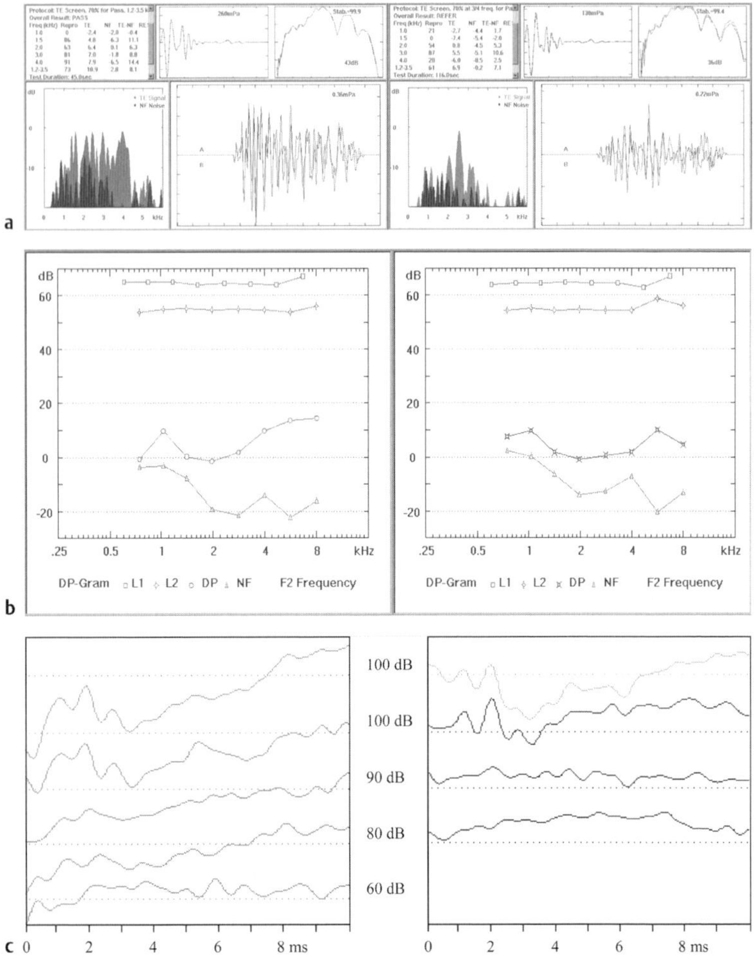

Abb. 4.**15** TEOAE (**a**), DPOAE (**b**) und clickevozierte frühe akustisch evozierte Potenziale (**c**) bei einem zweijährigen Mädchen mit beidseitiger auditorischer Neuropathie. TEOAE und DPOAE sind deutlich ausgeprägt und eindeutig nachweisbar, reproduzierbare clickevozierte FAEP treten hingegen nur bei Reizpegeln über 90 dB auf.

Bekanntlich sind die äußeren Haarsinneszellen nahezu ausschließlich mit efferenten (absteigenden), wesentlich weniger hingegen mit afferenten (aufsteigenden) Hörnervenfasern verbunden. Die Funktion der efferenten Innervation ist noch nicht restlos aufgeklärt. Überzeugend ist bei Normalhörenden lediglich mehrfach nachgewiesen worden, dass die TEOAE am Prüfohr durch Beschallung des kontralateralen Ohres verringert werden (*Collet* et al. 1990, *Plinkert* und *Lenarz* 1992). Diese kontralaterale Suppression wird durch die gekreuzten Bahnen des medialen olivokochleären Bündels vermittelt (*Puel* und *Rebillard* 1990). Der Effekt ist bei Presbyakusis weniger stark ausgeprägt (*Castor* et al. 1994), ebenso wie bei Vorliegen einer auditorischen Neuropathie (*Abdala* et al. 2000). Jenseits der kontralateralen Suppression wird – wenngleich bislang ohne experimentelle Evidenz – vermutet, dass die äußeren Haarsinneszellen in Abhängigkeit von Vigilanz und Aufmerksamkeit unter dem Einfluss einer zentralen Steuerung stehen könnten (*Maison* et al. 2001). Hierfür spricht auch die Beobachtung, dass die kontralaterale Suppression bei Musikern stärker ausgeprägt ist (*Perrot* et al. 1999, *Micheyl* et al. 1997). Die kontralaterale efferente OAE-Suppression fehlt bei Patienten mit auditorischer Neuropathie, anhand der ipsilateralen DPOAE-Suppression wurde aber eine normale kochleäre Abstimmung nachgewiesen. Dies bestätigt eine normale kochleäre Funktion und weist auf eine efferente Dysfunktion hin.

Allerdings berichten *Starr* et al. (2001) über eine Untersuchung an 33 Ohren von Patienten mit auditorischer Neuropathie, bei denen die TEOAE in 30% der Fälle entweder bilateral oder unilateral fehlten, in der keine signifikanten Korrelationen zwischen der Amplitude der *cochlear microphonics* (CM), der TEOAE-Amplitude und der Tonschwelle gefunden wurden und die CM-Amplituden bei vorhandenen oder fehlenden TEOAE oder ABR nicht signifikant unterschiedlich waren. Während eine altersabhängige Amplitudenreduktion der CM normaler Ohren bekannt ist, wurde eine solche Altersabnahme nur in 60% der Ohren mit auditorischer Neuropathie nachgewiesen. Aus diesen Tatsachen und vorausgehenden ähnlichen Befunden (*Starr* et al. 2000) schlossen die Autoren auf eine abnorme kochleäre Rezeptorfunktion – mit erhöhten CM-Amplituden und teilweiser Abwesenheit von TEOAE. Dies ist allerdings der einzige Bericht, in dem auditorische Neuropathien mit Funktionsstörungen der äußeren Haarzellen – deren normale Funktion ansonsten ein sogar begriffsbestimmendes Merkmal dieses Krankheitsbildes ist – einhergehen.

Die derzeit vorliegenden Angaben zur Prävalenz von auditorischen Neuropathien sind noch nicht definitiv. In einer Übersichtsarbeit berichtet *Sininger* (2002) über etwa 3 von 1000 Kindern mit auditorischer Neuropathie aus einer Population von Risikoträgern für konnatale Hörstörungen und über drei Studien, in denen unter insgesamt 213 hörgestörten Kindern 10,3% mit auditorischer Neuropathie vorkamen. In einer eigenen Studie fand sie unter 59 Kindern mit auditorischer Neuropathie 33 Fälle mit einem Risiko für konnatale Hörstörungen, 26 ohne ein solches. Aus einer neueren Studie an 3415 Kindern im Alter von 1 bis 15 Jahren ergeben sich Prävalenzen von 0,94% bei Risikokindern und 8,44% bei hochgradig schwerhörigen Kindern (*Foerst* et al. 2006).

Es ist eine Reihe von Varianten der auditorischen Neuropathie mit unterschiedlichen Ätiologien und Schädigungsorten bekannt (*Starr* et al. 2000). Allen gemeinsam scheint eine gestörte neurale Antwort zu sein – mit reduzierter Fähigkeit, schnellen zeitlichen Änderungen von Reizparametern zu folgen. Die Unterschiede zwischen verschiedenen Typen der auditorischen Neuropathie betreffen das Erstmanifestationsalter, die Anwesenheit einer generalisierten peripheren Neuropathie, die Ätiologie sowie verhaltens- und physiologische Parameter der auditiven Funktion. Manifestationsorte sind meist die Hörnervenfasern mit geschädigter Myelinscheide oder Axon, aber auch innere Haarzellen und die Synapsen zwischen Haarzellen und Hörnerv, wodurch die Berechtigung der Bezeichnung als „Neuropathie" fragwürdig wird.

Auditorische Hirnstammreflexe (Mittelohrmuskeln, kontralaterale OAE-Suppression) fehlen in der Regel. Die Tonschwellen sind meist gering- bis mittelgradig, mitunter auch hochgradig abgesenkt. Ihre Form kann sehr variabel sein (flacher Verlauf, Tiefton- oder Hochtonverlust). Das Ausmaß des Hörverlustes passt in den meisten Fällen nicht zum Verlust der auditorischen Hirnstammpotenziale, würde dieser allein von einer kochleären Rezeptorschädigung stammen. *Starr* et al. (2001) fanden in etwa 20% der Fälle mit auditorischer Neuropathie noch vorhandene aber rudimentäre ABR mit fehlender Welle I und flacher Welle V als Hinweis darauf, dass die neuronale Synchronität eingeschränkt aber teilweise erhalten sein kann. Das Sprachverstehen ist meist stärker beeinträchtigt als für eine kochleäre Schädigung zu erwarten wäre. Einige Patienten zeigen Zeichen einer hereditären oder sporadischen peripheren Neuropathie im Sinne eines generalisierten neuropathischen Prozesses, bei anderen betrifft die Störung isoliert den Hörnerven (*Butinar* et al. 1999, *Starr* et al. 1996). Eine Blockade des Hörnerven mit vorübergehender Ertaubung wurde bei Kindern mit auditorischer Neuropathie unter Fieber nachgewiesen, wahrscheinlich aufgrund einer demyelinisierenden Nervenerkrankung (*Starr* et al. 1998).

Die auditorische Neuropathie wurde als Hörstörung – ähnlich wie bei kochleären Hörstörungen – etwa doppelt so häufig bilateral wie unilateral beschrieben (*Ngo* et al. 2006). Es sind familiäre Häufungen gefunden worden (*Butinar* et al. 1999, *Starr* et al. 1998). Gen-Analysen in betroffenen Familien ergaben Mutationen des OTOF-Gens mit einem potenziell temperatursensitiven Allel (*Rouillon* et al. 2005, *Varga* et al. 2005). Diese Mutation zählt zu den DFNB9-Taubheiten, der zweithäufigsten unter den genetisch bedingten Hörstörungen. Hereditäre motor-sensorische periphere Neuropathien mit vestibulärer Beteiligung und auditorischer Neuropathie wurden dem Chromosom 8q24 zugeordnet (*Butinar* et al. 1999). Diese Neuropathie betrifft Myelinscheiden und Axone und führt damit zu einer verminderten Nervenleitgeschwindigkeit und einem Axonverlust.

Bekanntlich sind hohe Konzentrationen des Hämoglobinabbauproduktes Bilirubin neurotoxisch und können im Rahmen eines Kernikterus durch Ablagerung in den Kochleariskernen des Hirnstamms zu Taubheit führen, aber auch zu auditorischer Neuropathie. In Ratten führte die Induktion hoher Bilirubinspiegel zur Degeneration von Neuronen des Spiralganglions und zu einem selektiven Verlust an großkalibrigen myelinisierten Axonen, hingegen nicht zu kochleären Abnormitäten in den Haarzellen, was für eine Bilirubin-induzierte auditorische Neuropathie spricht (*Shaia* et al. 2005). Ein Mangel an großkalibrigen Neuronen führt zu Störungen der zeitlichen Kodierung auditorischer Information und der neuralen Synchronität. Somit sind außer den auditorischen Hirnstammkernen auch die Spiralganglienzellen selektiv vulnerabel auf Bilirubintoxizität. Bei einer Untergruppe von Kindern mit auditorischer Neuropathie wurde mit der Zeit eine Verbesserung der Hörschwelle bis hin zu einem für die Sprachentwicklung nutzbaren Niveau gefunden (*Madden* et al. 2002).

Da die gestörte zeitliche Kodierung im Hörnerv zu einem schwerwiegend gestörten Sprachverstehen führt, ist eine Hörrehabilitation von Patienten mit auditorischer Neuropathie schwierig. Schallverstärkende Hörgeräte verbessern zwar die Tonschwellen, sie beheben aber nicht die zeitliche Kodierungsdysfunktion und die Sprachperzeptionsstörung (*Trautwein* et al. 2000). *Zeng* und Mitarbeiter (1999) simulierten eine solche zeitliche Verarbeitungsstörung in normal hörenden Personen und fanden ähnliche Sprachverständnisdefizite. Akustische Stimuli können also keine neurale Antwortsynchronität wiederherstellen, eine solche kann aber durch die Elektrostimulation des Hörnerven mit einem Kochlea-Implantat (CI) bewirkt werden, weshalb nach einer CI-Versorgung oft eine deutliche Verbesserung des Sprachverstehens beobachtet wird (*Trautwein* et al. 2000). Patienten mit auditorischer Neuropathie werden daher zunehmend mit CI versorgt, und ein großer Teil von ihnen profitiert durchschnittlich bis überdurchschnittlich davon (*Sininger* und *Trautwein* 2002). Dennoch kann schon aufgrund der Heterogenität der auditorischen Neuropathie in Bezug auf audiologische und neurologische Befunde und wegen der unsicheren Ätiologie und Pathophysiologie die CI-Versorgung nicht generell empfohlen werden. Sie ist jedoch bei Kindern mit prälingualem Krankheitsbeginn und hochgradigen Hörverlusten immer in Betracht zu ziehen, sofern keine spontane Besserung eintritt oder sich kein Nutzen mit Hörgeräte- und logopädischer Therapie erkennen lässt (*Trautwein* et al. 2000, *Madden* et al. 2002, *Rouillon* et al. 2005).

Die beiden ätiologisch verschiedenen Haupttypen der auditorischen Neuropathie, nämlich die retrokochleäre (neurale) Schädigung und die (endokochleäre) Läsion der inneren Haarzellen unterscheiden sich in Hinblick auf Diagnostik und Therapie. *Rouillon* et al. (2005) schlossen aus der Tatsache, dass bei OTOF-Mutation eine CI-Versorgung gute Erfolge mit postoperativ fortschreitender Sprachentwicklung und erfolgreichen elektrophysiologischen Tests erzielt werden, auf eine gute Funktion des Hörnerven und einen endokochleären Ursprung von DFNB9 mit funktioneller Alteration der inneren Haarzellen. Sie empfahlen daher bei positiven TEOAE, fehlenden ABR und Ausschluss eines neurologischen Syndroms ein genetisches Screening auf OTOF-Mutationen. Diese Betrachtung lässt jedoch außer Acht, dass auch bei mangelhafter Hörnervenfunktion eine Wiederherstellung der neuralen Antwortsynchronisation durch die Elektrostimulation erfolgen kann. Allerdings muss in der Patientenberatung beachtet werden, dass eine Prognose des Versorgungserfolges in diesen Fällen weniger zuverlässig ist als bei innenohrbedingten Taubheiten.

4.4.7 Neurale und zentrale Hörstörungen

Raumfordernde Prozesse im inneren Gehörgang und im Kleinhirnbrückenwinkel beeinträchtigen das Hörvermögen primär über die Kompression und Verdrängung des Hörnerven. Eine Auswirkung auf die Funktion des Innenohres ist daher zunächst nicht zu erwarten. Die Richtigkeit dieser Erwartung kann erst seit der Verfügbarkeit der OAE geprüft werden. Hierbei zeigt sich, dass die OAE bei retrokochleären Hörstörungen, die durch ein Akustikusneurinom verursacht werden, in den meisten Fällen auffällig reduziert sind oder fehlen (*Hoth* et al. 1994): Eine Innenohrschädigung ist bei retrokochleären Hörstörungen nicht die Ausnahme, sondern die Regel (*Pröschel* et al. 1994). Ursächlich hierfür ist wohl eine Verdrängung der Arteria labyrinthi und daraus resultierend eine Mangelversorgung des Innenohres anzunehmen. Diagnostisch ist vor allem die umgekehrte Situation eindeutig verwertbar: Wenn deutlich ausgeprägte OAE mit fehlenden FAEP und einem erheblichen tonaudiometrischen Hörverlust einhergehen (Abb. 4.**16**), so kann dies nach Ausschluss aller Fehlerquellen nur als auditorische Neuropathie oder durch eine Raumforderung im inneren Gehörgang oder Kleinhirnbrückenwinkel verursachte retrokochleäre Schädigung des Hörsystems gedeutet werden (*Gouveris* und *Mann* 2004). Die diagnostische Abgrenzung zwischen diesen Alternativen ist nur unter Hinzuziehung neuroradiologischer bildgebender Verfahren möglich.

Bei weiter zentral lokalisierten Läsionen der Hörbahn sind Einflüsse auf die OAE nicht beschrieben. Nicht auszuschließen sind allerdings Störungen der im Detail noch nicht erschöpfend untersuchten efferenten Steuerung der OHC.

4.4.8 Zusammenfassende Wertung

Der Wert einer jeden diagnostischen Hörprüfung wird daran gemessen, inwiefern sie dazu in der Lage ist, Hörstörungen zu erkennen und in Hinblick auf ihr Ausmaß und ihre Ursache möglichst vollständig zu beschreiben. Die OAE werden dieser Forderung nur teilweise gerecht. Dennoch kommt ihnen innerhalb des Methodeninventars der modernen Audiologie ein hoher Stellenwert zu. Er gründet sich in erster Linie eher darauf, dass mit ihrer Hilfe die normale Funktion des vulnerablen und bei vielen klinisch relevanten Hörstörungen beeinträchtigten nichtlinearen kochleären Verstärkers zuverlässig und objektiv nachgewiesen werden kann. Ihr differenzialdiagnostisches Potenzial gewinnen

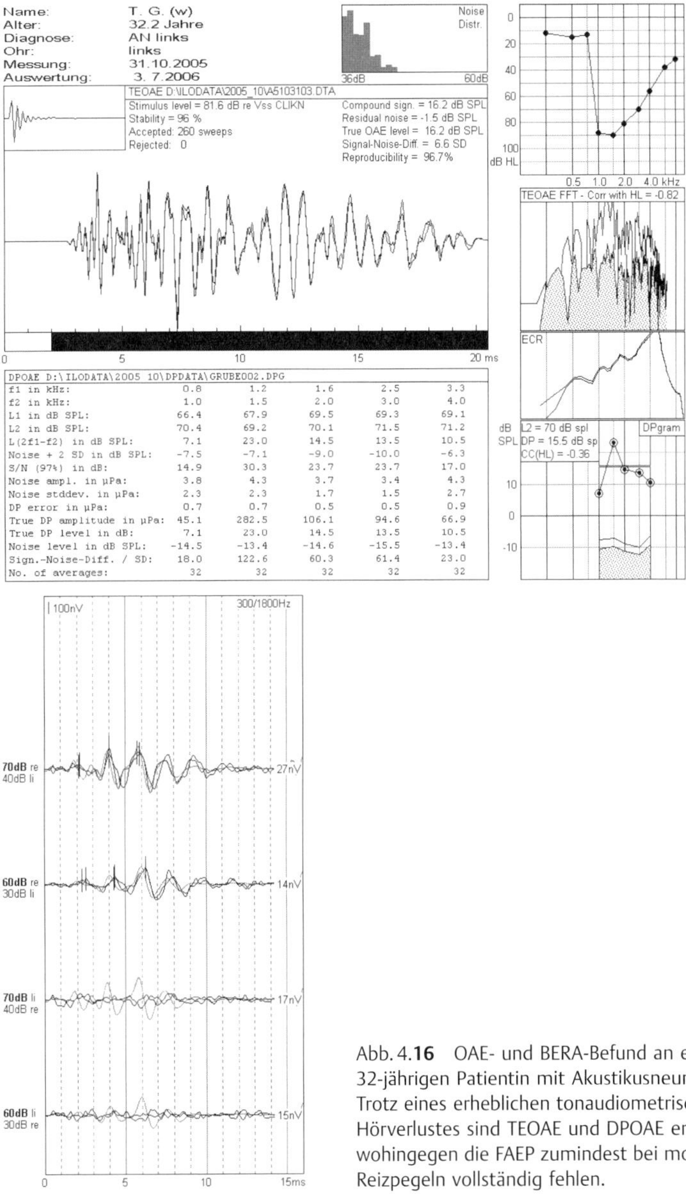

DPOAE D:\ILODATA\2005 10\DPDATA\GRUBE002.DPG					
f1 in kHz:	0.8	1.2	1.6	2.5	3.3
f2 in kHz:	1.0	1.5	2.0	3.0	4.0
L1 in dB SPL:	66.4	67.9	69.5	69.3	69.1
L2 in dB SPL:	70.4	69.2	70.1	71.5	71.2
L(2f1-f2) in dB SPL:	7.1	23.0	14.5	13.5	10.5
Noise + 2 SD in dB SPL:	-7.5	-7.1	-9.0	-10.0	-6.3
S/N (97%) in dB:	14.9	30.3	23.7	23.7	17.0
Noise ampl. in µPa:	3.8	4.3	3.7	3.4	4.3
Noise stddev. in µPa:	2.3	2.3	1.7	1.5	2.7
DP error in µPa:	0.7	0.7	0.5	0.5	0.9
True DP amplitude in µPa:	45.1	282.5	106.1	94.6	66.9
True DP level in dB:	7.1	23.0	14.5	13.5	10.5
Noise level in dB SPL:	-14.5	-13.4	-14.6	-15.5	-13.4
Sign.-Noise-Diff. / SD:	18.0	122.6	60.3	61.4	23.0
No. of averages:	32	32	32	32	32

Abb. 4.**16** OAE- und BERA-Befund an einer 32-jährigen Patientin mit Akustikusneurinom. Trotz eines erheblichen tonaudiometrischen Hörverlustes sind TEOAE und DPOAE erhalten, wohingegen die FAEP zumindest bei moderaten Reizpegeln vollständig fehlen.

die Verfahren zur Messung der otoakustischen Emissionen erst im Zusammenspiel mit den anderen Methoden der objektiven Audiometrie, zu deren unverzichtbarem Bestandteil sie geworden sind. Vieles deutet darauf hin, dass das diagnostische Potenzial der OAE heute noch nicht erschöpfend genutzt wird. Für die Zukunft ist mit Erweiterungen in der Anwendung und im diagnostischen Ertrag zu rechnen, wenngleich die durch den anatomischen Ursprung der otoakustischen Emissionen gesetzten Grenzen bereits heute festliegen.

5 Fallbeispiele

Anhand einiger Fallbeispiele soll die Anwendung der OAE in diesem Abschnitt näher veranschaulicht werden. Da erst durch die Einbettung der OAE in den Kontext des vollständigen audiologischen Methodeninventars eine fundierte Differenzialdiagnostik möglich ist, werden hierbei auch andere funktionelle und morphologische Befunde einbezogen. Des Weiteren wird auch auf mögliche Fehlerquellen und die in der Praxis oftmals schwierige Abgrenzung zwischen nicht nachgewiesenen und nicht vorhandenen OAE eingegangen.

Anhand der vorgestellten Fallbeispiele wird deutlich, dass die otoakustischen Emissionen als Baustein der objektiven Audiometrie wesentlich zur Differenzierung zwischen intakten und geschädigten Komponenten des Hörsystems beitragen, auch wenn in Einzelfällen weiterhin Fragen offen bleiben. Noch immer treten Situationen auf, in denen eine organische Ursache für die Hörstörung letztlich nicht gefunden werden kann – diese Situationen sind aber in den letzten Jahren seltener geworden.

5.1 Vollständige EOAE

Ausgangspunkt der Betrachtungen sind die vollständigen EOAE – d.h. die TEOAE und die DPOAE sowie die daraus abgeleiteten Größen und alle relevanten Begleitdaten – eines Normalhörenden (Abb. 5.**1**).

Der für die TEOAE-Messung verwendete Stimulus entspricht ausweislich seiner Zeitfunktion (oben links), seines Pegels (82,8 bzw. 82,5 dB SPL) und seines Spektrums (oben rechts) nahezu dem Idealfall. Es lagen sehr gute Messbedingungen vor, da die Sondenstabilität hohe Werte (94 bzw. 100 %) aufweist und trotz relativ niedrig eingestellter Artefaktschwelle (3,7 bzw. 3,1 mPa) nur wenige (15 bzw. 44) Artefakte aufgetreten (und verworfen worden) sind. Diesen günstigen Bedingungen entsprechend weist das Restrauschen nur einen niedrigen Pegel (– 5,0 bzw. – 5,5 dB SPL) auf und die TEOAE sind sehr gut reproduzierbar (Repro beidseits 98,2 %, entsprechend einer Signal-Rausch-Differenz SND von 9,2 bzw. 9,1 Standardabweichungen SD). Ihre um den Einfluss des Restrauschens korrigierte Amplitude beträgt 15,2 bzw. 14,6 dB SPL. Am Schwärzungsgrad der Balken unter den TEOAE-Zeitkurven (*gliding reproducibility*) ist zu erkennen, dass die Reproduzierbarkeit in allen Latenzbereichen hoch ist. Die TEOAE-Spektren (rechts unter den Stimulusspektren) zeigen für beide Ohren im Frequenzbereich von 500 Hz bis 4 kHz eine

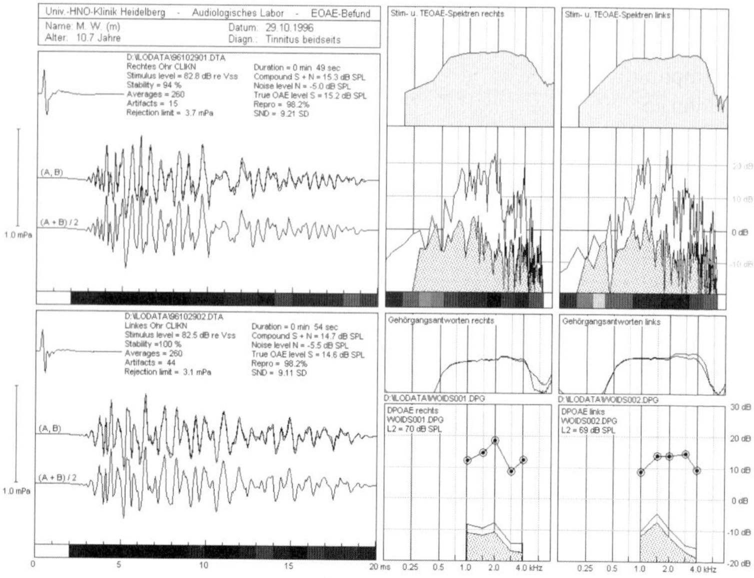

Abb. 5.**1** Kompletter EOAE-Befund bei beidseits normaler Hörschwelle, gemessen an einem zehnjährigen, über Ohrgeräusche klagenden Jungen.

hohe und weit über das Restrauschen (schattierte Fläche) hinausgehende Intensität. Die Schwärzung am unteren Rand der Spektren lässt erkennen, dass Signale zwischen 250 und 500 Hz nur schlecht reproduzierbar sind (die unter 250 Hz sichtbare, hoch reproduzierbare Signalintensität ist ein Berechnungsartefakt). Im rechten unteren Teil der Darstellung sind die vor der DPOAE-Messung bestimmten Gehörgangsantworten und darunter die bei einem Reizpegel $L_2 = 67$ dB SPL (mit $L_1 = L_2$) gemessenen DP-gramme gezeigt. Das Signal/Rausch-Verhältnis entspricht dem vertikalen Abstand zwischen den Messpunkten und der schattierten, das Restrauschen wiedergebenden Fläche und es liegt je nach Frequenz zwischen etwa 20 und nahezu 40 dB. Die DPOAE-Amplitude beträgt je nach Frequenz 10 bis über 20 dB SPL. Audiologisch verwertbar sind nur die im waagerecht verlaufenden Bereich der Gehörgangsantworten von 1–4 kHz liegenden Messwerte. In diesem Bereich liegen deutlich ausgeprägte TEOAE und DPOAE mit nur kleinen und daher unbedeutenden Seitendifferenzen vor.

5.2 OAE beim Säugling

Die Amplituden der OAE sind aller Erfahrung nach im Falle einer normalen Funktion von Innen- und Mittelohr bei Säuglingen erheblich größer als bei Kindern, Jugendlichen oder Erwachsenen. Dies begünstigt ihren Nachweis auch unter nicht idealen Untersuchungsbedingungen. Das in Abb. 5.**2** gezeigte Beispiel vereinigt die typischen Merkmale in Hinblick auf die oftmals erschwerten Messbedingungen und die dadurch bedingten Besonderheiten der Auswertung. Es demonstriert die Notwendigkeit, zwischen physiologisch nicht vorhanden und messtechnisch nicht nachweisbaren Antworten zu unterscheiden. Trotz verbleibender Unsicherheiten z.B. beim Nachweis von OAE-Signalen niedriger Frequenz, wird das Ergebnis als Normalbefund gewertet.

Die durch das Störgeräusch verursachten Schwierigkeiten bei der Registrierung sind daran zu erkennen, dass trotz sehr hoch eingestellter Artefaktgrenze (11,0 mPa) eine hohe Zahl von Artefakten (173 bzw. 623) aufgetreten ist. Auf der linken Seite wurde die Daten-Akquisition aus diesem Grund früher abgebrochen (Mittelung über 200 statt 260 Reizsequenzen). Dennoch ist die Reproduzierbarkeit der TEOAE hoch (92,9 bzw. 83,7 %) und sie nimmt mit zunehmender

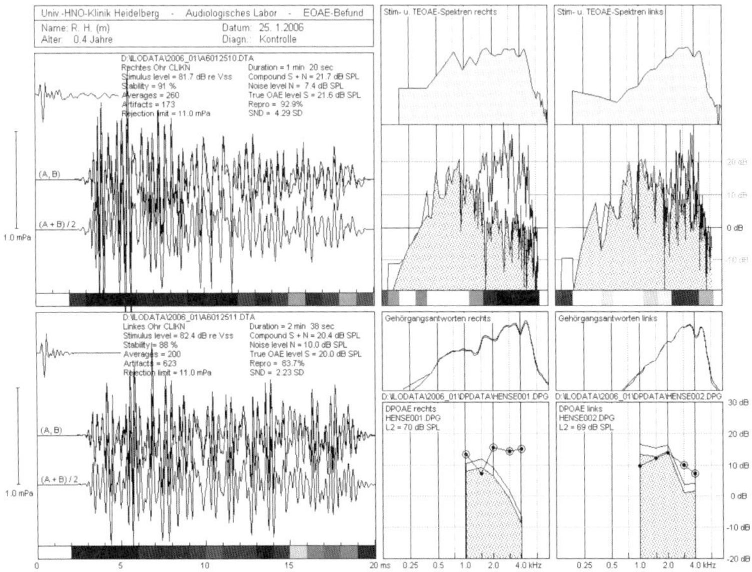

Abb. 5.**2** EOAE bei einem vier Monate alten männlichen Säugling.

Latenz etwas ab. Das zuletzt genannte Merkmal gilt allgemein als Hinweis auf einen Tieftonhörverlust, ist im vorliegenden Fall aber eher eine Konsequenz der Störgeräusche, die meistens im Bereich niedriger Frequenzen dominieren. Sie treten in den Frequenzspektren und im DP-gram deutlich in Erscheinung und verhindern den Nachweis von TEOAE und DPOAE niedriger Frequenz.

5.3 Einfluss spontaner OAE

Die evozierten Emissionen (EOAE) können durch spontane OAE (SOAE) beeinflusst werden. Die Auswirkung der SOAE besteht darin, dass TEOAE und DPOAE eine größere Amplitude insbesondere bei hohen Frequenzen aufweisen. Audiologisch geht die Anwesenheit von SOAE mit besseren Hörschwellen im erwei-

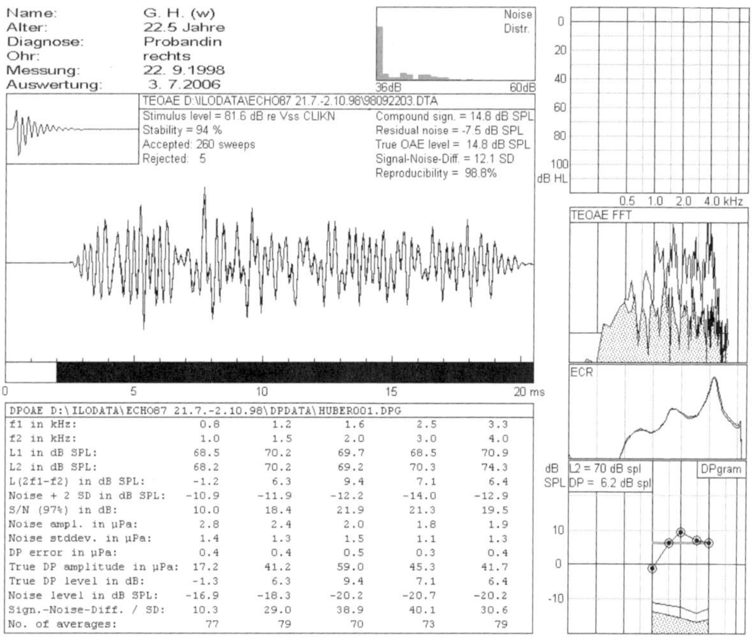

DPOAE D:\ILODATA\ECHO87 21.7.-2.10.98\DPDATA\HUBER001.DPG					
f1 in kHz:	0.8	1.2	1.6	2.5	3.3
f2 in kHz:	1.0	1.5	2.0	3.0	4.0
L1 in dB SPL:	68.5	70.2	69.7	68.5	70.9
L2 in dB SPL:	68.2	70.2	69.2	70.3	74.3
L(2f1-f2) in dB SPL:	-1.2	6.3	9.4	7.1	6.4
Noise + 2 SD in dB SPL:	-10.9	-11.9	-12.2	-14.0	-12.9
S/N (97%) in dB:	10.0	18.4	21.9	21.3	19.5
Noise ampl. in µPa:	2.8	2.4	2.0	1.8	1.9
Noise stddev. in µPa:	1.4	1.3	1.5	1.1	1.3
DP error in µPa:	0.4	0.4	0.5	0.3	0.4
True DP amplitude in µPa:	17.2	41.2	59.0	45.3	41.7
True DP level in dB:	-1.3	6.3	9.4	7.1	6.4
Noise level in dB SPL:	-16.9	-18.3	-20.2	-20.7	-20.2
Sign.-Noise-Diff. / SD:	10.3	29.0	38.9	40.1	30.6
No. of averages:	77	79	70	73	79

Abb. 5.**3** Spontane OAE (SOAE) beeinflussen die Morphologie der TEOAE und ihre Parameter, so wie auch die der DPOAE. Die TEOAE zeigen das charakteristische Bild sehr regelmäßiger Schwingungen hoher Frequenz. Typisch sind auch große TEOAE- und DPOAE-Amplituden sowie das dadurch bedingte gute Signal/Rausch-Verhältnis (bzw. eine hohe Reproduzierbarkeit).

terten Hochtonbereich einher (*Schmuziger* et al. 2005). Da die Spontanaktivität der Haarzellen durch den Clickreiz synchronisiert wird, sieht das Wellenmuster der TEOAE sehr viel regelmäßiger aus als ohne SOAE (Abb. 5.**3**). Bei Überlagerung mehrerer SOAE eng beieinander liegender Frequenzen können sehr regelmäßige periodische Muster auftreten, ähnlich wie sie bei einer akustischen Schwebung beobachtet werden.

5.4 Presbyakusis

Die bei Personen in höherem Alter gemessenen OAE sind regelmäßig charakteristisch für das altersentsprechend beeinträchtigte Hochtongehör, sie sind aber nicht für die Presbyakusis spezifisch (Abb. 5.**4**). Es muss aber davon ausgegangen werden, dass die OAE-Amplituden grundsätzlich kleiner sind als bei einem jüngeren Ohr mit gleicher Hörschwelle, sodass die OAE bereits bei geringgradigen Hörverlusten fehlen können (*Hoth* und *Gudmundsdottir* 2006).

5.5 Hoher permanenter Störgeräuschpegel

Häufig führen Störeinflüsse dazu, dass der Nachweis der OAE scheitert. Weniger als der im Allgemeinen gut beherrschbare Umgebungsschall spielen hier die nicht abschirmbaren, vom Patienten beispielsweise durch eine behinderte Nasenatmung verursachten Störgeräusche eine Rolle. Diese Situation führt zu Ergebnissen, die mit einem hohen Restgeräuschpegel belastet sind und keinesfalls als emissionsnegativ interpretiert werden dürfen (Abb. 5.**5**).

Einem hohen permanenten Störgeräuschpegel wird während der Messung durch eine hohe Artefaktgrenze (hier 8,0 mPa) Rechnung getragen. Ihre Wahl wird nicht durch das Ziel bestimmt, alle gestörten Signalabschnitte zu verwerfen, sondern von der Hoffnung, trotz der ungünstigen Bedingungen durch die Auswahl der am wenigsten gestörten Signalabschnitte ein verwertbares Ergebnis zu erhalten. Im gezeigten Fall eines vierjährigen Jungen (Abb. 5.**5**), bei dem die Nasenatmung aufgrund einer vergrößerten Rachenmandel (Adenoide) behindert und dadurch geräuschvoll war, wurden nur 22% aller registrierten Abschnitte (260 von 916 + 260) der Mittelung zugeführt. Trotz dieser rigorosen Selektion lag im Mittelungsergebnis nach entsprechend langer Messdauer noch ein hoher Restgeräuschpegel von 9,3 dB SPL vor. Um vor diesem Hintergrund mit einem Mindestabstand von 6 dB nachweisbar zu sein, müsste die reine (vom Restrauschen befreite) Emission eine Amplitude von mindestens 14,1 dB SPL aufweisen (vgl. Zahlenbeispiel auf S. 53 f.). Ein über das Rauschen hinausgehendes Signal deutet sich im TEOAE-Spektrum bei Frequenzen zwi-

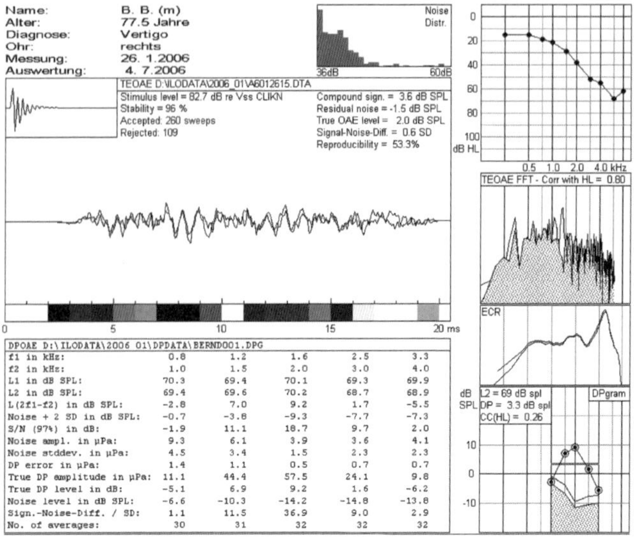

DPOAE D:\ILODATA\2006 01\DPDATA\BERND001.DPG					
f1 in kHz:	0.8	1.2	1.6	2.5	3.3
f2 in kHz:	1.0	1.5	2.0	3.0	4.0
L1 in dB SPL:	70.3	69.4	70.1	69.3	69.9
L2 in dB SPL:	69.4	69.6	70.2	68.7	68.9
L(2f1-f2) in dB SPL:	-2.8	7.0	9.2	1.7	-5.5
Noise + 2 SD in dB SPL:	-0.7	-3.8	-9.3	-7.7	-7.3
S/N (97%) in dB:	-1.9	11.1	18.7	9.7	2.0
Noise ampl. in µPa:	9.3	6.1	3.9	3.6	4.1
Noise stddev. in µPa:	4.5	3.4	1.5	2.3	2.3
DP error in µPa:	1.4	1.1	0.5	0.7	0.7
True DP amplitude in µPa:	11.1	44.4	57.5	24.1	9.8
True DP level in dB:	-5.1	6.9	9.2	1.6	-6.2
Noise level in dB SPL:	-6.6	-10.3	-14.2	-14.8	-13.8
Sign.-Noise-Diff. / SD:	1.1	11.5	36.9	9.0	2.9
No. of averages:	30	31	32	32	32

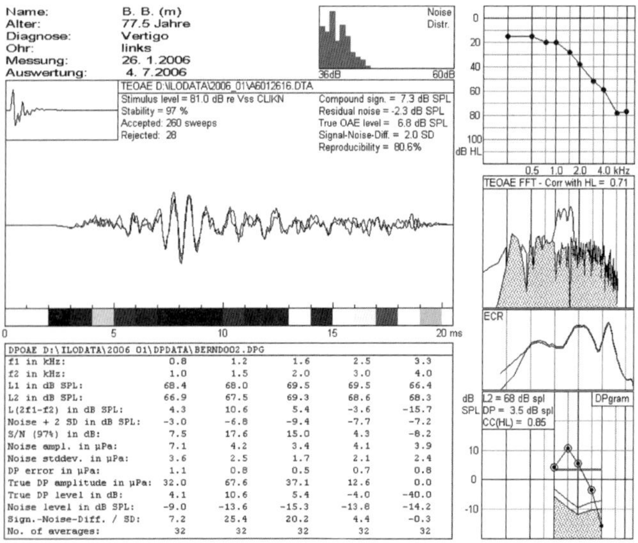

DPOAE D:\ILODATA\2006 01\DPDATA\BERND002.DPG					
f1 in kHz:	0.8	1.2	1.6	2.5	3.3
f2 in kHz:	1.0	1.5	2.0	3.0	4.0
L1 in dB SPL:	68.4	68.0	69.5	69.5	66.4
L2 in dB SPL:	66.9	67.5	69.3	68.6	68.3
L(2f1-f2) in dB SPL:	4.3	10.6	5.4	-3.6	-15.7
Noise + 2 SD in dB SPL:	-3.0	-6.8	-9.4	-7.7	-7.2
S/N (97%) in dB:	7.5	17.6	15.0	4.3	-8.2
Noise ampl. in µPa:	7.1	4.2	3.4	4.1	3.9
Noise stddev. in µPa:	3.6	2.5	1.7	2.1	2.4
DP error in µPa:	1.1	0.8	0.5	0.7	0.8
True DP amplitude in µPa:	32.0	67.6	37.1	12.6	0.0
True DP level in dB:	4.1	10.6	5.4	-4.0	-40.0
Noise level in dB SPL:	-9.0	-13.6	-15.3	-13.8	-14.2
Sign.-Noise-Diff. / SD:	7.2	25.4	20.2	4.4	-0.3
No. of averages:	32	32	32	32	32

Abb. 5.**4** Diese bei einem 77-jährigen Patienten mit altersentsprechendem Hörvermögen gemessenen OAE weisen die typischen Merkmale einer innenohrbedingten Hochtonschwerhörigkeit auf.

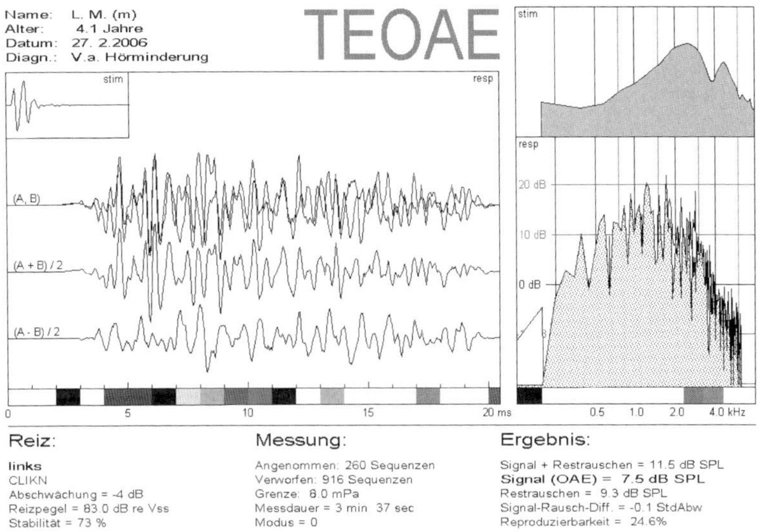

Abb. 5.**5** TEOAE-Messung bei einem vierjährigen Jungen mit behinderter Nasenatmung aufgrund einer vergrößerten Rachenmandel (Adenoid).

schen 2 und 4 kHz an, es setzt sich in der Gesamtreproduzierbarkeit aber nicht gegen die Störeinflüsse durch. Keinesfalls darf dieses Ergebnis zur Interpretation „keine TEOAE vorhanden" führen. Die korrekte (aber unübliche) Schlussfolgerung müsste heißen: „Emissionen, deren korrigierte Amplitude über 14 dB liegt, können bei dem untersuchten Ohr ausgeschlossen werden".

5.6 Ungünstige Sondenlage

Die Messung der OAE ist sehr empfindlich auf die Lage der Gehörgangssonde. Gravierende Fehler können auftreten, wenn der Gehörgang verlegt oder die Sonde zur Gehörgangswand gerichtet ist. Diese Situation ist daran zu erkennen, dass der Sollwert des automatisch eingestellten Reizpegels mit einer ungewöhnlich kleinen Verstärkung (*gain*) erreicht wird. Ohne Beachtung dieses Zusammenhanges muss das Ergebnis als emissionsnegativ gewertet werden. Nach Korrektur der Sondenlage liegt ein größeres Gehörgangsrestvolumen vor, es ist eine größere Verstärkung erforderlich und die OAE sind eindeutig und mit großer Amplitude nachweisbar (Abb. 5.**6**).

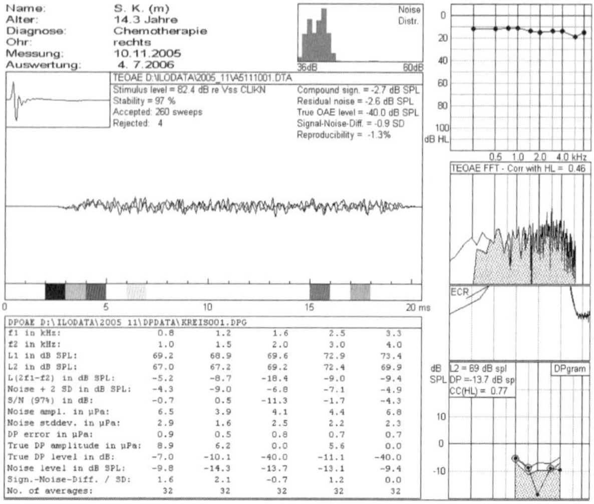

a

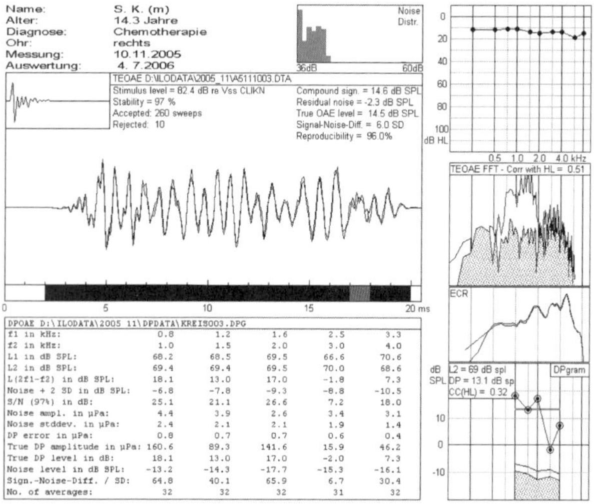

b

Abb. 5.**6** **a**: Überhöhte Gehörgangsantwort (ECR) und geringe Verstärkung (gain – 19,4 dB, in der Abbildung nicht angegeben) zur Erzielung des üblichen hohen Reizpegels (82,4 dB SPL) bei ungünstiger Sondenlage. In dieser Situation sind weder TEOAE noch DPOAE nachweisbar. **b**: Nach Korrektur der Sondenposition wird zur Erzielung desselben Reizpegels eine wesentlich höhere Verstärkung (*gain* –3,0 dB) benötigt und der eindeutige Nachweis der OAE bereitet keine Probleme.

5.7 TEOAE-Messung ohne Emissionen

In der Praxis lässt es sich auch bei Messung im *nonlinear mode* trotz sorgfältiger Positionierung der Gehörgangssonde nicht immer vermeiden, dass der durch den akustischen Reiz hervorgerufene Artefakt die TEOAE überlagert und das Ergebnis beeinflusst oder gar grundlegend verfälscht. Die Auswirkung auf die Interpretation des Ergebnisses kann gravierend sein, da der Reizartefakt selbstverständlich reproduzierbar ist und daher eine reproduzierbare Emission mit großem Signal/Rausch-Verhältnis vortäuscht. Der Gefahr einer Fehlinterpretation kann aber durch eine differenzierte Betrachtung begegnet werden.

In Abb. 5.**7** ist eine TEOAE-Messung gezeigt, die bei hervorragender Messqualität eine hohe Reproduzierbarkeit bzw. ein großes Signal/Rausch-Verhältnis aufweist, obwohl ganz offensichtlich keine Emissionen vorhanden sind. Der Fehler ist visuell am Verlauf der Zeitkurven und an der Ähnlichkeit zwischen Gehörgangsantwort und TEOAE-Spektrum, die beide bei etwa 4 kHz eine Überhöhung aufweisen, ohne Probleme zu identifizieren. Im Zweifelsfall schafft die Ausblendung des initialen Kurvenverlaufs mithilfe sogenannter Fensterfunktionen Klarheit.

5.8 Reizartefakt

Der Reizartefakt kann für das Ergebnis und seine Deutung auch dann relevant sein, wenn er die TEOAE nur in störender aber nicht verfälschender Weise überlagert. Da Reproduzierbarkeit und Amplitude als effektive Mittelwerte über den gesamten mit der Registrierung erfassten Zeitbereich berechnet werden, trägt der Artefakt zu beiden Maßen u.U. erheblich bei. Die in Abb. 5.**8** gezeigten Messungen machen deutlich, dass die Problematik immer dann, wenn die TEOAE über die dichotome Bewertung hinaus quantitativ betrachtet werden, Beachtung verdient.

5.9 Schallleitungsschwerhörigkeit

Eine Schallleitungsschwerhörigkeit wirkt sich auf die OAE in doppelter Hinsicht aus, da einerseits der Reiz in abgeschwächter Form am Innenohr eintrifft und andererseits die OAE bei ihrer Übertragung durch das Mittelohr abgeschwächt werden. Erfahrungsgemäß genügt bereits eine Mittelohrdämpfung von 20 dB (erkennbar an der entsprechenden Differenz aus Luft- und Knochenleitungsschwelle) um den Nachweis von TEOAE und DPOAE zu verhindern

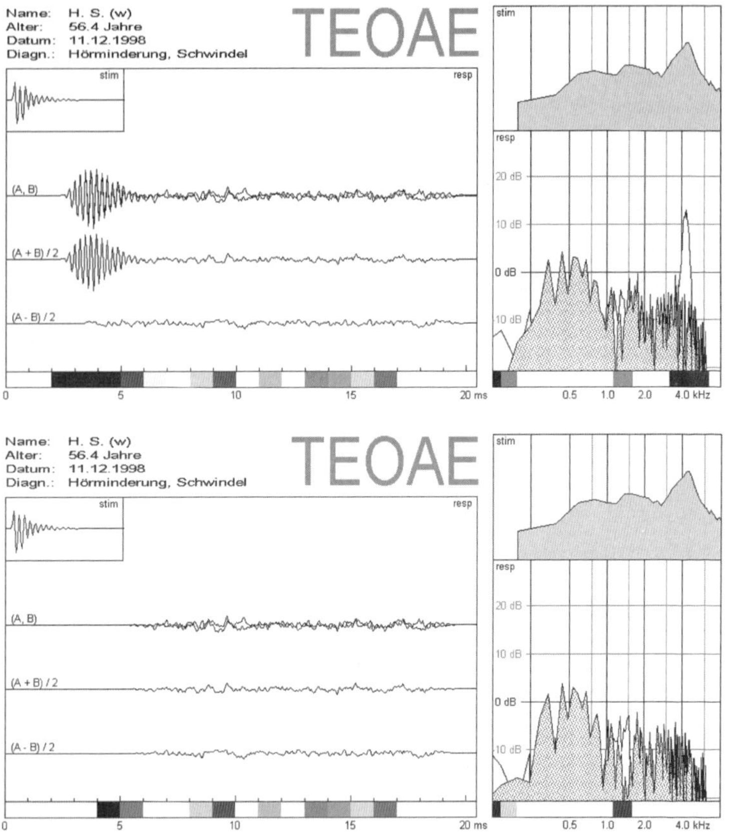

Abb. 5.**7** Soweit eine hohe Reproduzierbarkeit als alleiniges Kriterium für „echte" TEOAE aufgefasst wird, kann der Reizartefakt ein in Wirklichkeit emissionsnegatives Messergebnis verfälschen. Wird der vom Artefakt betroffene Teil der gemessenen Kurven mithilfe einer Fensterfunktion ausgeblendet, so sinkt die Reproduzierbarkeit von 84,2% (**a**) auf 3,1% (**b**) und es verbleiben keine Zweifel an der Abwesenheit von TEOAE.

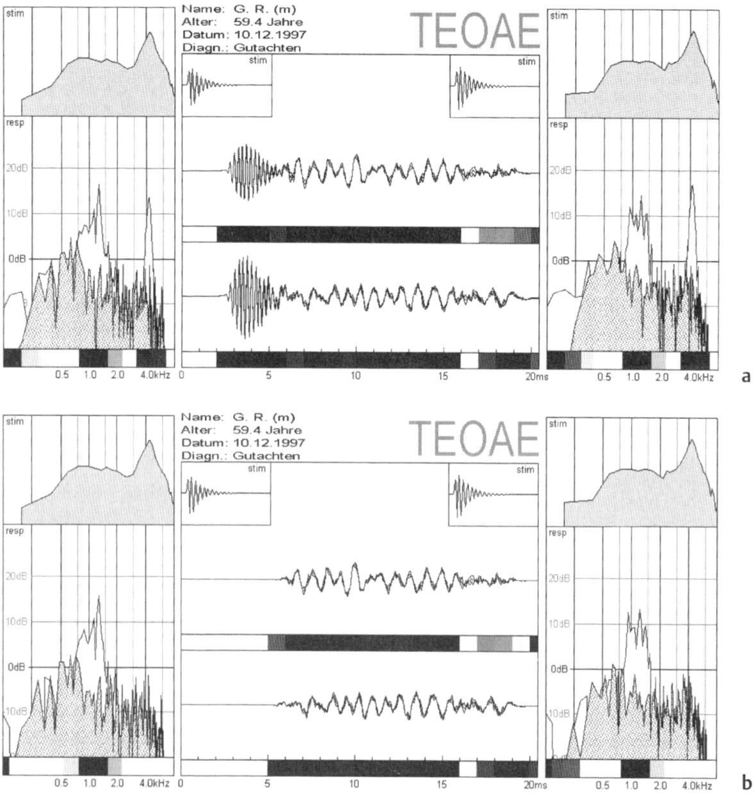

Abb. 5.**8** Die TEOAE-Messung kann mithilfe einer Fensterfunktion, die nur den Zeitbereich von 5–20 ms zur Geltung kommen lässt, vom Reizartefakt (**a**) getrennt und hinsichtlich ihrer quantitativen Parameter ausgewertet werden (**b**). Im Spektrum verschwindet die Resonanz bei 4 kHz und die Amplitude nimmt deutlich ab (am linken Ohr von 8,9 auf 2,8 dB SPL).

(Abb. 5.**9**). Ausmaß und Frequenzabhängigkeit des Amplitudenverlustes hängen in hohem Maße davon ab, ob die Transmission primär durch Versteifung, Masse oder Reibung behindert wird (*Probst* 1994). Liegende Paukenröhrchen verhindern *per se* der praktischen Erfahrung zufolge keineswegs den Nachweis von TEOAE und DPOAE.

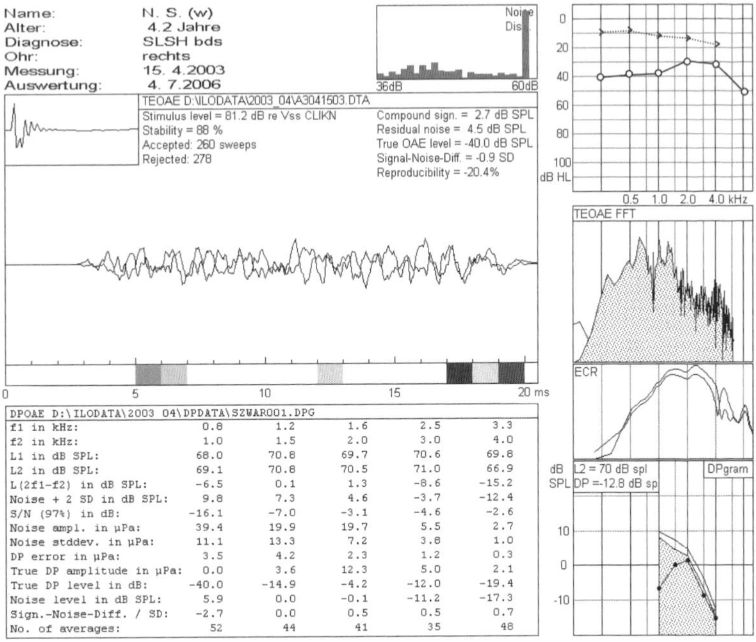

DPOAE D:\ILODATA\2003 04\DPDATA\SZWAR001.DPG

f1 in kHz:	0.8	1.2	1.6	2.5	3.3
f2 in kHz:	1.0	1.5	2.0	3.0	4.0
L1 in dB SPL:	68.0	70.8	69.7	70.6	69.8
L2 in dB SPL:	69.1	70.8	70.5	71.0	66.9
L(2f1-f2) in dB SPL:	-6.5	0.1	1.3	-8.6	-15.2
Noise + 2 SD in dB SPL:	9.8	7.3	4.6	-3.7	-12.4
S/N (97%) in dB:	-16.1	-7.0	-3.1	-4.6	-2.6
Noise ampl. in µPa:	39.4	19.9	19.7	5.5	2.7
Noise stddev. in µPa:	11.1	13.3	7.2	3.8	1.0
DP error in µPa:	3.5	4.2	2.3	1.2	0.3
True DP amplitude in µPa:	0.0	3.6	12.3	5.0	2.1
True DP level in dB:	-40.0	-14.9	-4.2	-12.0	-19.4
Noise level in dB SPL:	5.9	0.0	-0.1	-11.2	-17.3
Sign.-Noise-Diff. / SD:	-2.7	0.0	0.5	0.5	0.7
No. of averages:	52	44	41	35	48

Abb. 5.**9** Fehlende TEOAE und DPOAE bei einem vierjährigen Kind mit Schallleitungsschwerhörigkeit.

5.10 Innenohrschwerhörigkeit

Bei reinen Innenohrschwerhörigkeiten, der eigentlichen Zielgruppe für den Einsatz der Methode, erteilen die OAE oftmals sehr differenzierte Auskunft über die Details der funktionellen Störung. Zusätzlich zu den in den Abbildungen 4.**4**, 4.**6**, 4.**7** und 4.**12** gezeigten Beispielen ist in Abb. 5.**10a** ein Fall dargestellt, bei dem die Innenohrfunktion vorwiegend in der Mitte des für die OAE relevanten Frequenzbereiches beeinträchtigt ist. Es fehlen die TEOAE, da der Hörverlust die für die TEOAE maßgebende Grenze von 30 dB bei allen relevanten Frequenzen überschreitet. Die DPOAE hingegen sind teilweise erhalten, da die Hörschwelle nur im Bereich von 2 kHz über der für die DPOAE relevanten Grenze von 50 dB liegt. Hier bestätigt sich erneut und in frequenzspezifischer Weise der audiologisch äußerst wichtige Tatbestand, dass die DPOAE im Ge-

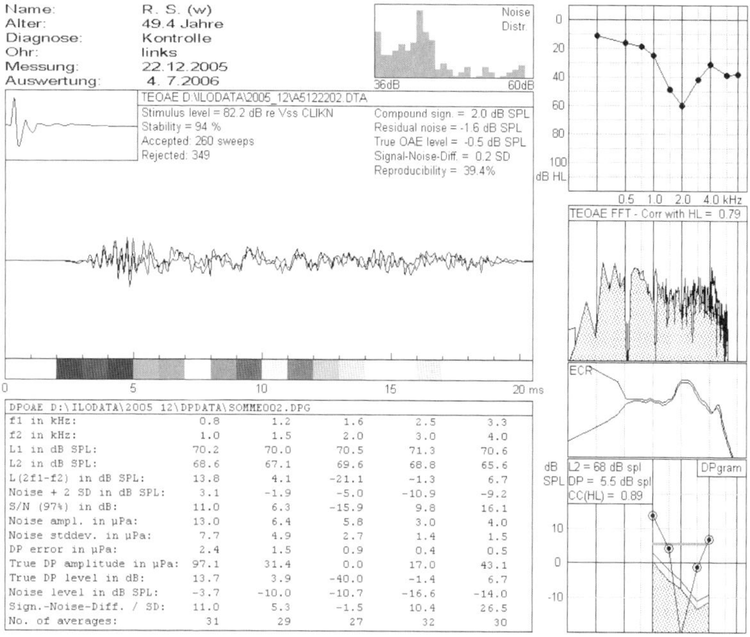

Abb. 5.**10a** Im Grenzgebiet zwischen 30 und 50 dB Hörverlust kommt die unterschiedliche Empfindlichkeit von TEOAE und DPOAE gegenüber kochleären Funktionsdefiziten in audiologisch unmittelbar umsetzbarer Weise zum Tragen. Im gezeigten Beispiel sind keine TEOAE nachweisbar, weil der tonaudiometrische Hörverlust für alle Prüffrequenzen zwischen 1 und 4 kHz mehr als 30 dB beträgt. Die DPOAE hingegen sind zumindest für die Frequenzen, bei denen der Hörverlust unter 50 dB liegt, weiterhin vorhanden.

gensatz zu den TEOAE im Grenzbereich zwischen gering- und mittelgradigen Innenohrschäden noch nachweisbar sind.

Innenohrschwerhörigkeiten, die bei allen Frequenzen im Bereich von 1–4 kHz mit einem Hörverlust von über 50 dB einhergehen, können mithilfe der OAE nicht weiter differenziert werden, da hier weder TEOAE noch DPOAE nachweisbar sind (Abb. 5.**10b**). Ein gutes Hörvermögen außerhalb des angegebenen Frequenzbereiches wirkt sich auf die Nachweisbarkeit der OAE nicht aus.

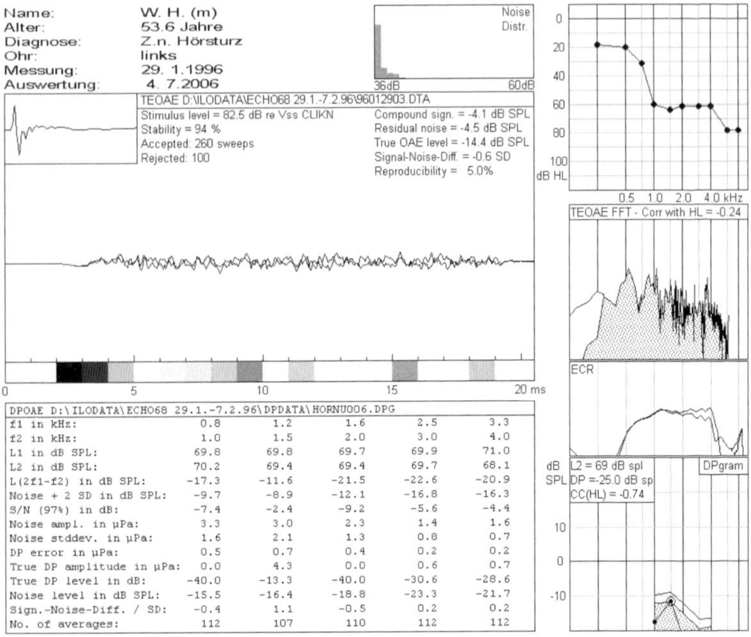

DPOAE D:\ILODATA\ECHO68 29.1.-7.2.96\DPDATA\HORNU006.DPG

f1 in kHz:	0.8	1.2	1.6	2.5	3.3
f2 in kHz:	1.0	1.5	2.0	3.0	4.0
L1 in dB SPL:	69.8	69.8	69.7	69.9	71.0
L2 in dB SPL:	70.2	69.4	69.4	69.7	68.1
L(2f1-f2) in dB SPL:	-17.3	-11.6	-21.5	-22.6	-20.9
Noise + 2 SD in dB SPL:	-9.7	-8.9	-12.1	-16.8	-16.3
S/N (97%) in dB:	-7.4	-2.4	-9.2	-5.6	-4.4
Noise ampl. in µPa:	3.3	3.0	2.3	1.4	1.6
Noise stddev. in µPa:	1.6	2.1	1.3	0.8	0.7
DP error in µPa:	0.5	0.7	0.4	0.2	0.2
True DP amplitude in µPa:	0.0	4.3	0.0	0.6	0.7
True DP level in dB:	-40.0	-13.3	-40.0	-30.6	-28.6
Noise level in dB SPL:	-15.5	-16.4	-18.8	-23.3	-21.7
Sign.-Noise-Diff. / SD:	-0.4	1.1	-0.5	0.2	0.2
No. of averages:	112	107	110	112	112

Abb. 5.**10b** Beträgt der durch eine endokochleäre Hörstörung bedingte Hörverlust in dem für die OAE relevanten Bereich für alle Frequenzen mehr als 50 dB, so fehlen sowohl die TEOAE als auch die DPOAE. Über die Hörschwelle unterhalb von 1 kHz (oder oberhalb von 4 kHz) lassen die OAE keine Aussage zu.

5.11 Hörsturz

Nach einem Hörsturz ist das Verhalten der OAE uneinheitlich. In Abb. 5.**11a,b** ist ein Fall dargestellt, bei dem innerhalb der ersten acht Tage nach dem Hörsturz sowohl eine nahezu vollständige Restitution der Hörschwelle als auch eine beeindruckende Erholung der OAE beobachtet wird (kongruentes Verhalten).

Häufig wird jedoch nach einem Hörsturz auch ein paradoxes Verhalten von Hörverlust und OAE beobachtet (Abb. 5.**11c,d**): eine Erholung der Hörschwelle ohne eine Entsprechung in der OAE-Amplitude. Dieses Verhalten ist mit der Vorstellung einer akuten Schädigung der äußeren Haarzellen nicht vereinbar. Auffallend ist in diesem Beispiel und ähnlichen Fällen die in Relation zum

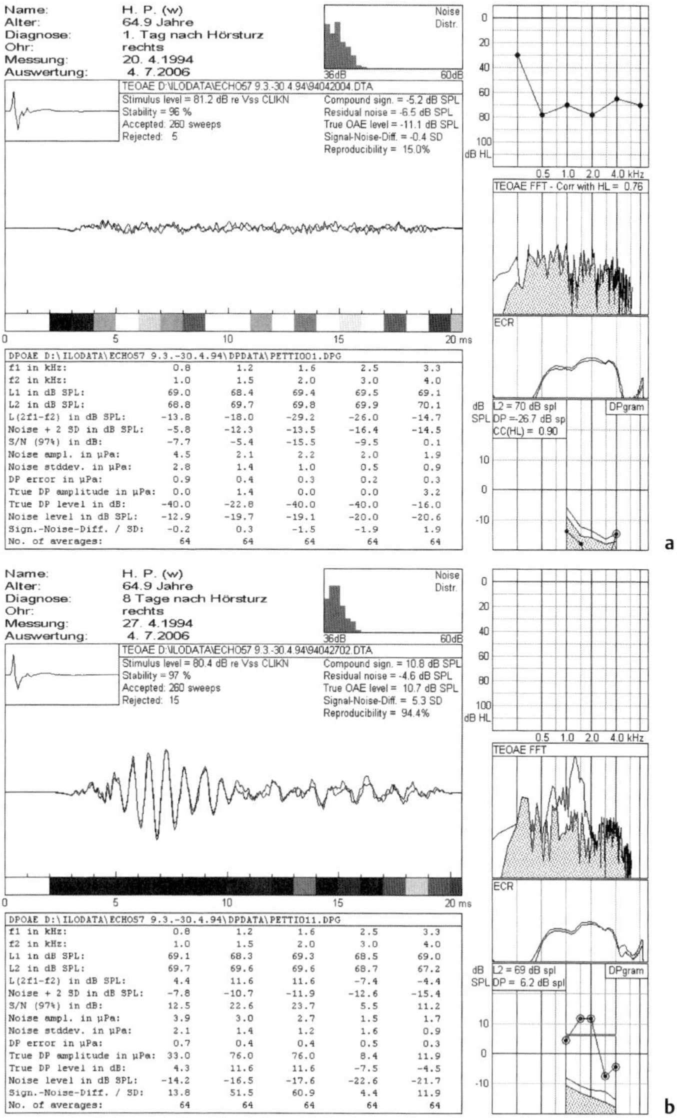

Abb. 5.**11a,b** Die am ersten (**a**) und am achten Tag (**b**) nach einem Hörsturz gemessenen OAE spiegeln in dem hier gezeigten Fall die Entwicklung der Hörschwelle wider.

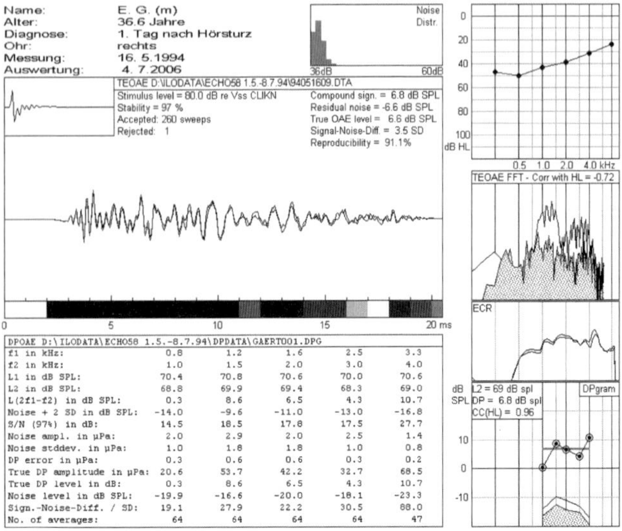

DPOAE D:\ILODATA\ECHO58 1.5.-8.7.94\DPDATA\GAERT001.DPG					
f1 in kHz:	0.8	1.2	1.6	2.5	3.3
f2 in kHz:	1.0	1.5	2.0	3.0	4.0
L1 in dB SPL:	70.4	70.8	70.6	70.0	70.6
L2 in dB SPL:	68.8	69.9	69.4	68.3	69.0
L(2f1-f2) in dB SPL:	0.3	8.6	6.5	4.3	10.7
Noise + 2 SD in dB SPL:	-14.0	-9.6	-11.0	-13.0	-16.8
S/N (97%) in dB:	14.5	18.5	17.8	17.5	27.7
Noise ampl. in µPa:	2.0	2.9	2.0	2.5	1.4
Noise stddev. in µPa:	1.0	1.8	1.8	1.0	0.8
DP error in µPa:	0.3	0.6	0.6	0.3	0.2
True DP amplitude in µPa:	20.6	53.7	42.2	32.7	68.5
True DP level in dB:	0.3	8.6	6.5	4.3	10.7
Noise level in dB SPL:	-19.9	-16.6	-20.0	-18.1	-23.3
Sign.-Noise-Diff. / SD:	19.1	27.9	22.2	30.5	88.0
No. of averages:	64	64	64	64	47

c

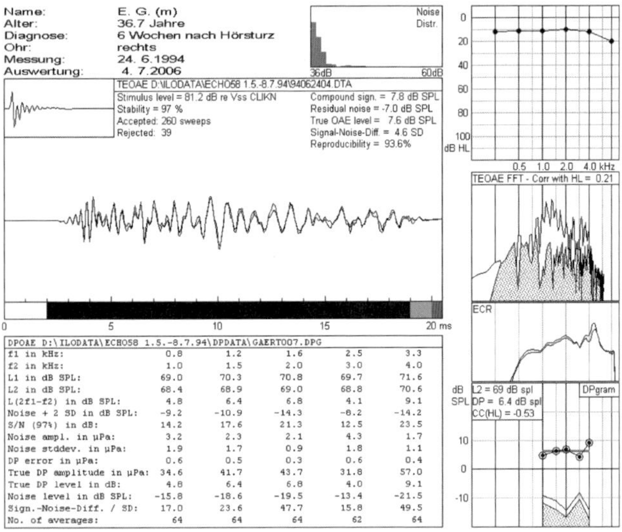

DPOAE D:\ILODATA\ECHO58 1.5.-8.7.94\DPDATA\GAERT007.DPG					
f1 in kHz:	0.8	1.2	1.6	2.5	3.3
f2 in kHz:	1.0	1.5	2.0	3.0	4.0
L1 in dB SPL:	69.0	70.3	70.8	69.7	71.6
L2 in dB SPL:	68.4	68.9	69.0	68.8	70.6
L(2f1-f2) in dB SPL:	4.8	6.4	6.8	4.1	9.1
Noise + 2 SD in dB SPL:	-9.2	-10.9	-14.3	-8.2	-14.2
S/N (97%) in dB:	14.2	17.6	21.3	12.5	23.5
Noise ampl. in µPa:	3.2	2.3	2.1	4.3	1.7
Noise stddev. in µPa:	1.9	1.7	0.9	1.8	1.1
DP error in µPa:	0.6	0.5	0.3	0.6	0.4
True DP amplitude in µPa:	34.6	41.7	43.7	31.8	57.0
True DP level in dB:	4.8	6.4	6.8	4.0	9.1
Noise level in dB SPL:	-15.8	-18.6	-19.5	-13.4	-21.5
Sign.-Noise-Diff. / SD:	17.0	23.6	47.7	15.8	49.5
No. of averages:	64	64	64	62	64

d

Abb. 5.**11c,d** Unmittelbar nach einem Hörsturz (**c**) ist die OAE-Amplitude häufig größer, als für den vorliegenden Hörverlust nach den allgemeinen Regeln zu erwarten wäre. Im gezeigten Fall nimmt die OAE-Amplitude innerhalb des Beobachtungszeitraumes trotz einer erheblichen Besserung der Hörschwelle nicht oder nur unwesentlich zu (**d**).

Hörverlust große OAE-Amplitude unmittelbar nach dem Hörsturz, die an eine (in diesem Fall durch die BERA ausgeschlossene) retrokochleäre Störung denken lässt. Diese Konstellation tritt bevorzugt in solchen Fällen auf, bei denen sich die Folgen des Hörsturzes wieder weitgehend zurückbilden (vgl. Abb. 4.**14**).

5.12 Akustikusneurinom

Bei Raumforderungen im inneren Gehörgang oder im Kleinhirnbrückenwinkel liegt in vielen Fällen außer der retrokochleären, den Hörnerven und die auditorischen Hirnstamm betreffenden Funktionsstörung ein endokochleärer Schaden vor, der in seiner Ausprägung ausweislich der OAE dem Tonaudiogramm entspricht. Die in Abb. 5.**12a,b** gezeigte Befundkonstellation macht deutlich, dass ein Akustikusneurinom (bzw. Vestibularisschwannom) einerseits zu abgeflachten FAEP mit verlängerter Hirnstammlaufzeit führen und andererseits mit einer die Tonhörschwelle reproduzierenden Reduktion der OAE hoher Frequenz einhergehen kann. Ohne den BERA-Befund würde sich das konsistente Bild eines endokochleären Hochtonhörverlustes ergeben.

Umgekehrt kann die Funktion des Innenohres bei einem Akustikusneurinom aber auch weitgehend erhalten sein, obwohl das Tonaudiogramm einen erheblichen Hörverlust anzeigt (Abb. 5.**12c,d**). Die OAE weisen hier zumindest bei niedrigen Frequenzen eine wesentlich höhere Amplitude auf, als dem tonaudiometrischen Hörverlust zufolge zu erwarten wäre. Diese Konstellation ist diagnostisch besonders eindeutig, sie lässt keinen Zweifel daran zu, dass eine rein endokochleäre Störung die Beobachtungen allenfalls teilweise zu erklären vermag. In der BERA liegen auf der betroffenen Seite bis 110 dB HL keine reproduzierbaren Reizantworten vor. In der Zusammenschau mit dem Tonaudiogramm ist dies als Ausdruck einer retrokochleären Störung zu werten, wobei die Abgrenzung zwischen einer tumorösen Raumforderung und einer auditorischen Neuropathie nur mithilfe neuroradiologischer Bildgebungsverfahren möglich ist.

5.13 Meningeom

Bei retrokochleären Hörstörungen, die auf eine Raumforderung zurückzuführen sind, ist neben dem indikationsrelevanten präoperativen Befund auch der postoperative *outcome* von Interesse, vornehmlich in Hinblick auf den Funktions- und Organerhalt. Am Beispiel eines Meningeoms ist in Abb. 5.**13** zu sehen, dass die präoperativ trotz funktionaler Taubheit deutlich ausgeprägten OAE als

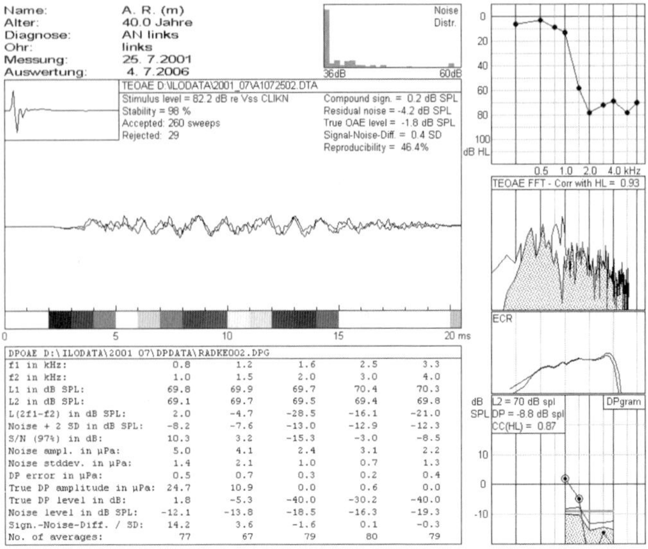
Name: A. R. (m)
Alter: 40.0 Jahre
Diagnose: AN links
Ohr: links
Messung: 25. 7.2001
Auswertung: 4. 7.2006
Noise Distr.
36dB
60dB
TEOAE D:\ILODATA\2001_07\A1072502.DTA
Stimulus level = 82.2 dB re Vss CLIKN
Stability = 98 %
Accepted: 260 sweeps
Rejected: 29
Compound sign. = 0.2 dB SPL
Residual noise = -4.2 dB SPL
True OAE level = -1.8 dB SPL
Signal-Noise-Diff. = 0.4 SD
Reproducibility = 46.4%
0 5 10 15 20 ms
dB HL
0.5 1.0 2.0 4.0 kHz
TEOAE FFT - Corr with HL = 0.93
ECR
dB SPL
L2 = 70 dB spl
DP = -8.8 dB spl
CC(HL) = 0.87
DPgram
DPOAE D:\ILODATA\2001 07\DPDATA\RADKE002.DPG
f1 in kHz: 0.8 1.2 1.6 2.5 3.3
f2 in kHz: 1.0 1.5 2.0 3.0 4.0
L1 in dB SPL: 69.8 69.9 69.7 70.4 70.3
L2 in dB SPL: 69.1 69.7 69.5 69.4 69.8
L(2f1-f2) in dB SPL: 2.0 -4.7 -28.5 -16.1 -21.0
Noise + 2 SD in dB SPL: -8.2 -7.6 -13.0 -12.9 -12.3
S/N (97%) in dB: 10.3 3.2 -15.3 -3.0 -8.5
Noise ampl. in µPa: 5.0 4.1 2.4 3.1 2.2
Noise stddev. in µPa: 1.4 2.1 1.0 0.7 1.3
DP error in µPa: 0.5 0.7 0.3 0.2 0.4
True DP amplitude in µPa: 24.7 10.9 0.0 0.6 0.0
True DP level in dB: 1.8 -5.3 -40.0 -30.2 -40.0
Noise level in dB SPL: -12.1 -13.8 -18.5 -16.3 -19.3
Sign.-Noise-Diff. / SD: 14.2 3.6 -1.6 0.1 -0.3
No. of averages: 77 67 79 80 79

a

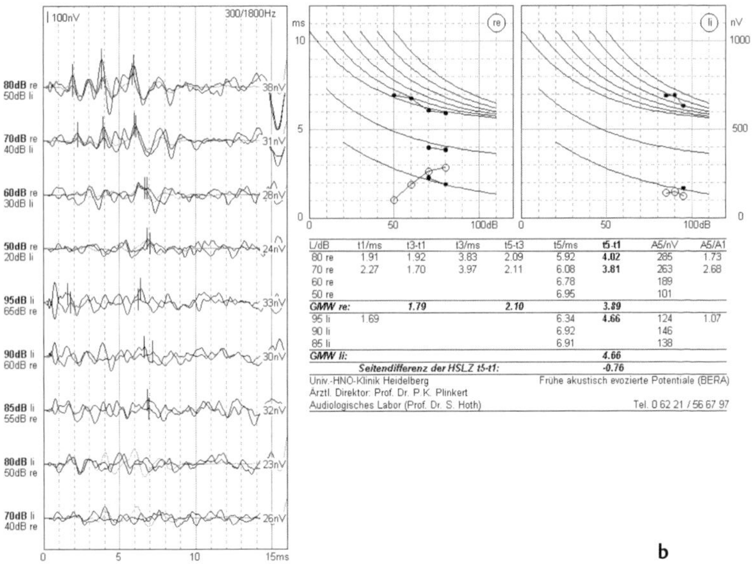
100nV
300/1800Hz
80dB re 50dB li 38nV
70dB re 40dB li 31nV
60dB re 30dB li 28nV
50dB re 20dB li 24nV
95dB li 65dB re 33nV
90dB li 60dB re 30nV
85dB li 55dB re 32nV
80dB li 50dB re 23nV
70dB li 40dB re 26nV
0 5 10 15ms
ms
re
li
nV
100dB
L/dB t1/ms t3-t1 t3/ms t5-t3 t5/ms t5-t1 A5/nV A5/A1
80 re 1.91 1.92 3.83 2.09 5.92 4.02 285 1.73
70 re 2.27 1.70 3.97 2.11 6.08 3.81 263 2.68
60 re 6.78 189
50 re 6.95 101
GMW re: 1.79 2.10 3.89
95 li 1.69 6.34 4.66 124 1.07
90 li 6.92 146
85 li 6.91 138
GMW li: 4.66
Seitendifferenz der HSLZ t5-t1: -0.76
Univ.-HNO-Klinik Heidelberg
Frühe akustisch evozierte Potentiale (BERA)
Ärztl. Direktor: Prof. Dr. P.K. Plinkert
Audiologisches Labor (Prof. Dr. S. Hoth)
Tel. 0 62 21 / 56 67 97

b

◀ Abb. 5.**12a,b** (**a**) Audiogrammkonformer OAE-Befund und (**b**) pathologisch veränderte FAEP (unten) bei einem 40-jährigen Patienten mit Akustikusneurinom links. Die nahezu kongruente Entsprechung zwischen tonaudiometrischer Hörschwelle und TEOAE-Spektrum bzw. DP-gram lässt die Deutung zu, dass der Hörverlust allein durch einen Funktionsverlust der äußeren Haarzellen verursacht ist. Erst aus den mit der BERA gemessenen FAEP ergibt sich ein Hinweis auf eine retrocochleäre Störung: Auf der betroffenen Seite sind die Potentiale abgeflacht und die Hirnstammlaufzeit (Latenzdifferenz der Komponenten I und V) liegt mit 4,66 ms und einer Seitendifferenz von 0,76 ms signifikant außerhalb des Normalbereiches.

Ausdruck vitaler Haarzellen auch nach dem neurochirurgischen Eingriff noch nachweisbar sind, wenngleich nur mit reduzierter Amplitude.

5.14 Neurofibromatose II

Eine seltene audiologische Befundkonstellation bei Neurofibromatose II ist in Abb. 5.**14** gezeigt. Tonaudiogramm, TEOAE und DPOAE sind beidseits normal. Mit BERA und CERA (*cortical electric response audiometry*) ergibt sich links ebenfalls ein Normalbefund, rechts sind jedoch bis zu sehr hohen Reizpegeln keine Reizantworten nachweisbar. Anlass für die umfassende Diagnostik war der klinische Verdacht auf ein beginnendes Schwannom des VIII. Hirnnerven. Das Fehlen der akustisch evozierten Potenziale deutet auf eine für Entmarkungskrankheiten typische Synchronisationsstörung hin. Sie verhindert ausweislich des BERA-Ergebnisses die zeitliche Bündelung neuronaler Aktivität im Hirnstamm und gemäß den Befunden aus CERA und (nicht gezeigt) MEG (Magnetenzephalogramm) auch im primären auditorischen Cortex bei Stimulation des rechten Ohres, wirkt sich aber offensichtlich auf die subjektive Wahrnehmung von Dauertönen nicht aus.

5.15 Psychogene Hörstörung

Psychogene Hörstörungen können mit objektiven Messungen nicht direkt, sondern nur durch den Ausschluss objektivierbarer Funktionsdefizite im Innenohr und entlang der Hörbahn festgestellt werden. Abb. 5.**15** zeigt einen Fall, in dem anamnestisch der Verlust des Gehörs nach einer vor acht Monaten durchlittenen Otitis externa angegeben wurde. Die TEOAE, DPOAE, FAEP und SAEP (späte akustisch evozierte Potenziale) sind beidseits hinsichtlich ihrer Parameter und der jeweiligen Reizantwortschwelle unauffällig, subjektiv wird eine vollständige Taubheit angegeben. Der Patientin wurde eine psychiatrische Behandlung empfohlen.

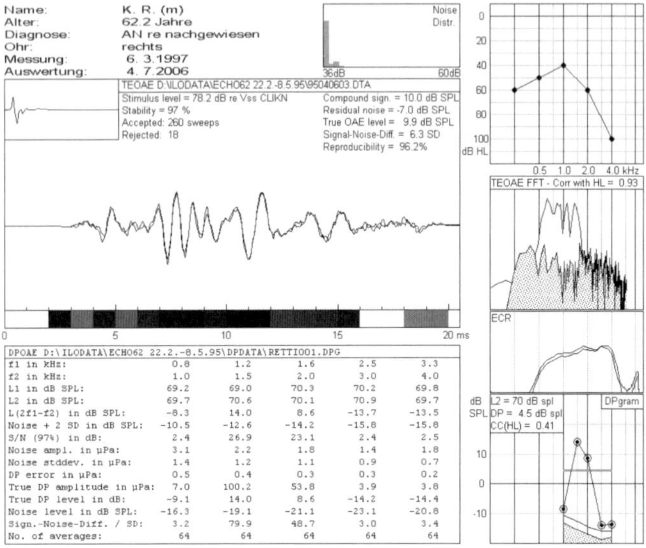

DPOAE D:\ILODATA\ECHO62 22.2.-8.5.95\DPDATA\RETTI001.DPG					
f1 in kHz:	0.8	1.2	1.6	2.5	3.3
f2 in kHz:	1.0	1.5	2.0	3.0	4.0
L1 in dB SPL:	69.2	69.0	70.3	70.2	69.8
L2 in dB SPL:	69.7	70.6	70.1	70.9	69.7
L(2f1-f2) in dB SPL:	-8.3	14.0	8.6	-13.7	-13.5
Noise + 2 SD in dB SPL:	-10.5	-12.6	-14.2	-15.8	-15.8
S/N (97%) in dB:	2.4	26.9	23.1	2.4	2.5
Noise ampl. in µPa:	3.1	2.2	1.8	1.4	1.8
Noise stddev. in µPa:	1.4	1.2	1.1	0.9	0.7
DP error in µPa:	0.5	0.4	0.3	0.3	0.2
True DP amplitude in µPa:	7.0	100.2	53.8	3.9	3.8
True DP level in dB:	-9.1	14.0	8.6	-14.2	-14.4
Noise level in dB SPL:	-16.3	-19.1	-21.1	-23.1	-20.8
Sign.-Noise-Diff. / SD:	3.2	79.9	48.7	3.0	3.4
No. of averages:	64	64	64	64	64

c

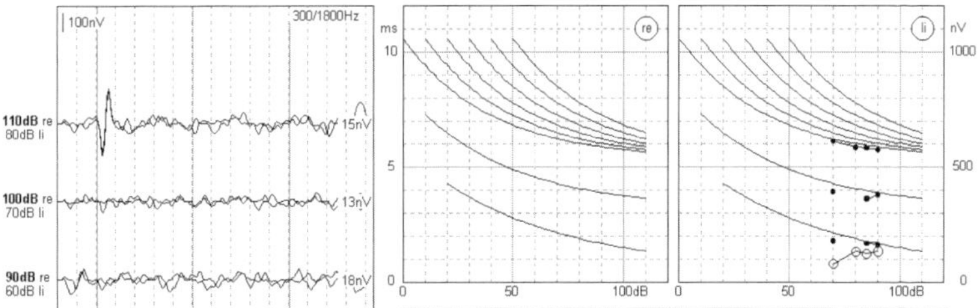

L/dB	t1/ms	t3-t1	t3/ms	t5-t3	t5/ms	t5-t1	A5/nV	A5/A1
90 li	1.62	2.17	3.78	1.94	5.72	**4.11**	133	1.21
85 li	1.68	1.93	3.61	2.20	5.82	**4.14**	124	1.18
80 li					5.85		131	
70 li	1.79	2.14	3.93	2.19	6.12	**4.33**	77	0.71
GMW li:		***2.08***		***2.11***		***4.19***		

Univ.-HNO-Klinik Heidelberg — Frühe akustisch evozierte Potentiale (BERA)
Ärztl. Direktor: Prof. Dr. P.K. Plinkert
Audiologisches Labor (Prof. Dr. S. Hoth) — Tel. 0 62 21 / 56 67 97

d

◀ Abb. 5.**12c,d** (**c**) OAE-Befund mit Tonaudiogramm und (**d**) FAEP bei einem 62-jährigen Patienten mit Akustikusneurinom. Die offenkundige Diskrepanz zwischen angehobener Hörschwelle und eindeutig nachweisbaren OAE führt zwangsläufig zum Verdacht auf eine retrokochleäre Störung (möglicherweise zusätzlich zu einer endokochleären Komponente). Die BERA bestätigt diesen Verdacht, wenngleich nur in unspezifischer Weise durch das Fehlen reproduzierbarer Hirnstammpotenziale auf der betroffenen Seite.

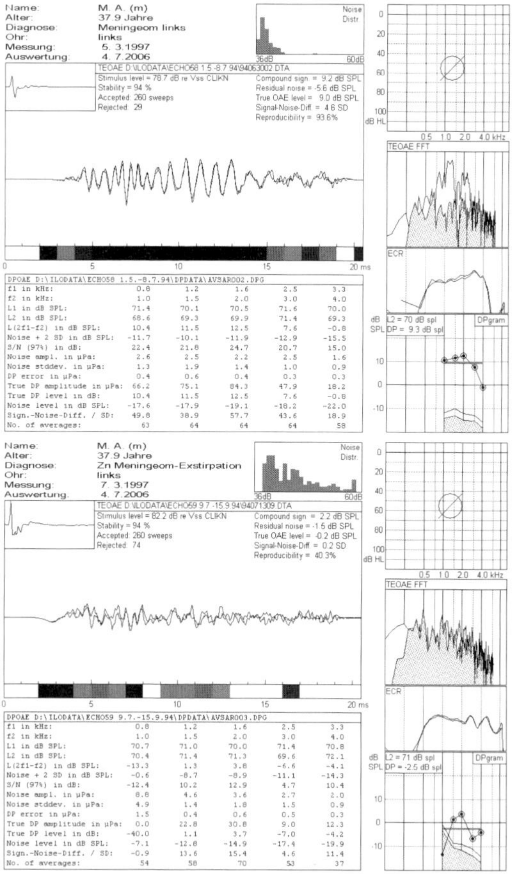

a

b

Abb. 5.**13** OAE-Befund vor (**a**) und nach (**b**) Exstirpation eines Meningeoms bei einem 38-jährigen Patienten. Bemerkenswert ist die präoperative Konstellation aus tonaudiometrischer Taubheit und OAE-positivem Befund. Postoperativ sind die DPOAE zwar reduziert aber noch erhalten, wohingegen die TEOAE allenfalls noch andeutungsweise im Latenzintervall von 3 bis 8 ms vorhanden sind.

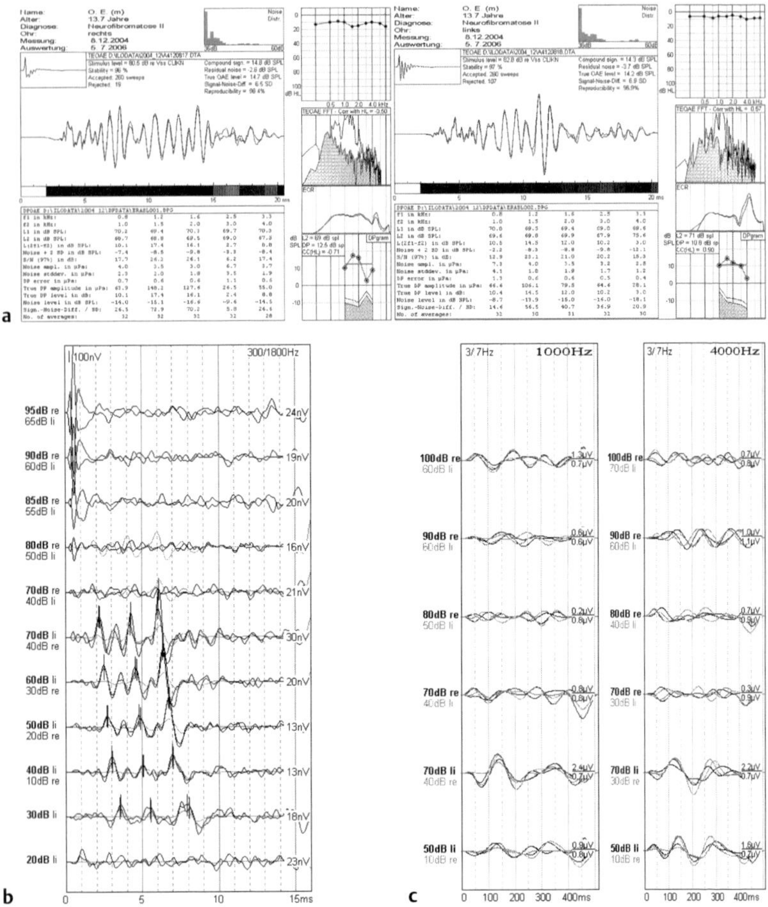

Abb. 5.**14** OAE- (**a**) und AEP-Befund (**b–c**) bei einem 13-jährigen Jungen mit Neurofibromatose II. TEOAE, DPOAE und Tonaudiogramm geben keinen Anhalt für eine Hörstörung (**a**). Das Fehlen der clickevozierten FAEP (**b**) und der durch Tonpulse von 1000 bzw. 4000 Hz ausgelösten späten AEP (**c**) bei Stimulation des rechten Ohres zeigen eine für die Tonhörschwelle offenbar nicht relevante neurale Synchronisationsstörung an.

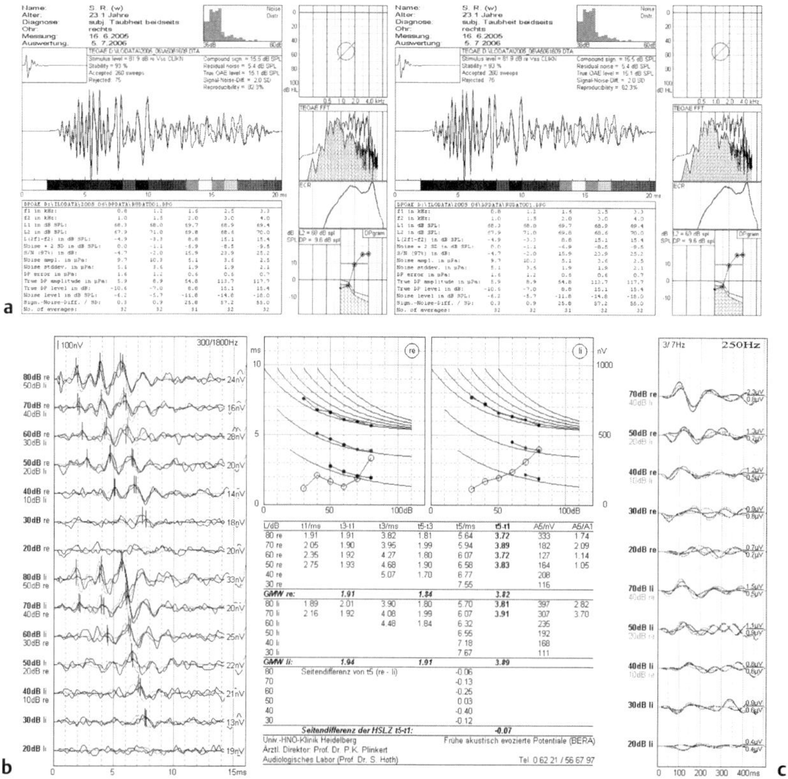

Abb. 5.**15** OAE- (**a**) und AEP-Befunde (**b–c**) bei einer 23-jährigen Patientin mit psychogener Hörstörung. TEOAE und DPOAE sind beidseits unauffällig (**a**), die BERA (**b**) ergibt eine Schwelle von 20 dB für den Clickreiz (Hochtonbereich) und ist auch hinsichtlich der Latenz- und Amplitudenkennlinien beidseits als normal einzustufen. Die bei 250 Hz durchgeführte CERA (**c**) zeigt ebenfalls beidseits eine Schwelle von 20 dB an. Somit sprechen alle objektiven Messungen für eine normale Funktion des Hörsystems vom Innenohr bis zum primären auditorischen Kortex und stehen damit in offenkundigem Widerspruch zum Tonaudiogramm.

Literatur

Abdala C, Sininger YS, Starr, Arnold (2000) Distortion product otoacoustic emissions suppression in subjects with auditory neuropathy. Ear Hear 21: 542-53

American Academy of Pediatrics, Task Force on Newborn and Infant Hearing (1999) Newborn and infant hearing loss: Detection and intervention. Pediatrics 103: 527-30

Avan P, Bonfils P, Loth D, Narcy P, Trotoux J (1991) Quantitative assessment of human cochlear function by evoked otoacoustic emissions. Hear Res 52(1): 99-112

Beattie RC, Kenworthy OT, Luna CA (2003) Immediate and short-term reliability of distortion-product otoacoustic emissions. Int J Audiol 42: 348-54

Beck A, Maurer J, Welkoborsky HJ, Mann W (1992) Changes in transitory evoked otoacoustic emissions in chemotherapy with cisplatin and 5FU. HNO 40: 123-7

Berg AL, Spitzer JB, Towers HM, Bartosiewicz C, Diamond BE (2005) Newborn hearing screening in the NICU: profile of failed auditory brainstem response/passed otoacoustic emission. Pediatrics 116: 933-8

Bertoli S, Probst R (1997) The role of transient-evoked otoacoustic emissions testing in the evaluation of elderly persons. Ear Hear 18(4): 286-93

Balatsouras DG, Tsimpiris N, Korres S, Karapantzos I, Papadimitrou N, Danielidis V (2005) The effect of impulse noise on distortion otoacoustic emissions. Int J Audiol 44: 540-9

Baumann U, Schorn K (2001) Früherkennung kindlicher Hörschäden. Visuelle und automatische Verfahren im Vergleich. HNO 49: 118-25

Boege P, Janssen T (2002) Pure-tone threshold estimation from extrapolated distortion product otoacoustic emission I/O-functions in normal and cochlear hearing loss ears. J Acoust Soc Am 111: 1810-8

Bönnhoff S, Hoth S (1993) Die Stabilität der transitorisch evozierten otoakustischen Emissionen und ihre Eignung zum Nachweis von Veränderungen des Hörvermögens. Audiol Akust 32: 32-53

Bonfils P, Bertrand Y, Uziel A (1988) Evoked otoacoustic emissions: Normative data and presbycusis. Audiology 27: 27-35

Bonfils P, Piron JP, Uziel A, Pujol R (1988) A correlative study of evoked otoacoustic emission properties and audiometric thresholds. Arch Otorhinolaryngol 245: 53-6

Bonfils P, Uziel A (1988) Evoked otoacoustic emissions in patients with acoustic neuromas. Am J Otol 9: 412-7

Bonfils P, Uziel A (1989) Clinical applications of evoked acoustic emissions: Results in normally hearing and hearing-impaired subjects. Ann Otol Rhinol Laryngol 98: 326-31

Brass D, Kemp DT (1994) Objective assessment of transient evoked otoacoustic emissions in neonates. Ear Hear 15: 371-7

Bretschneider J, Maier H, Leuwer R, Hess M (2001) Management eines zweistufigen, ABR-basierten, universellen Neugeborenenhörscreenings am Universitätsklinikum Hamburg-Eppendorf. Z Audio Suppl IV: 238

Brown AM, Harris FP, Beveridge HA (1996) Two sources of acoustic distortion products from the human cochlea. J Acoust Soc Am 100: 3260-7

Brown AM, McDowell B, Forge A (1989) Acoustic distortion products can be used to monitor the effects of chronic gentamicin treatment. Hear Res 42: 143-56

Brownell WE (1990) Outer hair cell electromotility and otoacoustic emissions. Ear Hear 11: 82-92

Buller G, Hoth S, Suchandt S (2000) Expertensystem zur Diagnoseunterstützung bei Hörprüfungen. Biomed Techn 45: 248-54

Buser K, Krauth C, Adam H (1997) Gesundheitsökonomische Evaluation von OAE-Messungen als Screening-Methode – Erste Ergebnisse und Darstellung des Forschungsdesigns für eine Kosten-Wirksamkeits-Analyse. Tagung: Verbesserung der Früherkennung der kindlichen Schwerhörigkeit in der Bundesrepublik Deutschland, Köln, 20. Februar, 73-8

Butinar D, Zidar J, Leonardis L, Popovic M, Kalaydjieva L, Angelicheva D, Sininger Y, Keats B, Starr A (1999) Hereditary auditory, vestibular, motor, and sensory neuropathy in a Slovenian Roma (Gypsy) kindred. Ann Neurol 46: 36-44

Cao-Nguyen MH, Buvelot JM, Guyot JP (2004) Bilateral and unilateral auditory neuropathy. International Conference on Newborn Hearing Screening, Como, May 27 – 29, 2004, Book of abstracts, 59

Castor X, Veuillet E, Morgon A, Collet L (1994) Influence of aging on active cochlear micromechanical properties and on the medial olivocochlear system in humans. Hear Res 77(1-2): 1-8

Cebulla M, Stürzebecher E, Wernecke KD (2000) Untersuchung verschiedener SNR-Schätzer für den Nachweis von biologischen Reizantworten im Rauschen. Z Audiol 39: 14-22

Chan VSW, Wong ECM, McPherson B (2004) Occupational hearing loss: screening with distortion-product otoacoustic emissions. Int J Audiol 43: 323-9

Collet L, Kemp DT, Veuillet E, Duclaux R, Moulin A, Morgon A (1990) Effect of contralateral auditory stimulation on active cochlear micro-mechanical properties in human subjects. Hear Res 43: 251-61

Collet L, Veuillet E, Chanal JM, Morgon A (1991) Evoked otoacoustic emissions: Correlates between spectrum analysis and audiogram. Audiology 30: 164-72

Dallos P, Fakler B (2002) Prestin, a new type of motor protein. Nat Rev Mol Cell Biol 3(2): 104-11

Dalzell L, Orlando M, MacDonald M, Berg A, Bradley M, Cacace A, Campbell D, DeCristofaro J, Gravel J, Greenberg E, Gross S, Pinheiro J, Regan J, Spivak L, Stevens F, Prieve B (2000) The New York State universal newborn hearing screening demonstration project: Ages of hearing loss identification, hearing aid fitting, and enrollment in early intervention. Ear Hear 21: 118-30

Deutsche Gesellschaft für Phoniatrie und Pädaudiologie e.V. (Hrsg.) (2001) Entwurf für einen phoniatrisch-pädaudiologischen Konsensus zu einem universellen Neugeborenen-Hörscreening in Deutschland. Phoniatrie-Pädaudiologie-Mitteilungen 11, 6

Deutsches Konsenspapier zu Neugeborenenhörscreening-Programmen 4.0 (2002) Kongress Neugeborenen-Hörscreening, Hannover (www.neugeborenenhoerscreening.de/konsens4)

Dieler R, Shehata-Dieler WE, Klagges T, Moser LM (1999) Intra- und interindividuelle Variabilität akustisch evozierter otoakustischer Emissionen. I. Transitorisch evozierte otoakustische Emissionen. Laryngo-Rhino-Otol 78: 339-44

Diller G (2006) Auditive Kommunikationsstörungen im Kindes- und Erwachsenenalter unter besonderer Berücksichtigung von Cochlear Implants. In: Böhme G (Hrsg) Sprach-, Sprech-, Stimm- und Schluckstörungen Band 2

Dirckx JJJ, Daemers K, Somers T, Offeciers FE, Govaerts PJ (1996) Numerical assessment of TEOAE screening results: Currently used criteria and their effect on TEOAE prevalence figures. Acta Otolaryngol (Stockh) 116: 672-9

Dorn PA, Konrad-Martin D, Neely ST, Keefe DH, Cyr E, Gorga MP (2001) Distortion product otoacoustic emission input/output functions in normal-hearing and hearing-impaired human ears. J Acoust Soc Am 110: 3119-31

Dorn PA, Piskorski P, Keefe DH, Neely ST, Gorga MP (1998) On the existence of an age/threshold/frequency interaction in distortion product otoacoustic emissions. J Acoust Soc Am 104: 964-71

Driscoll C, Kei J, McPherson B (2002) Handedness effects on transient evoked otoacoustic emissions in schoolchildren. J Am Acad Audiol 13: 403-6

Engdahl B, Arnesen AR, Mair IWS (1994) Otoacoustic emissions in the first year of life. Scand Audiol 23: 195-200

Engdahl B, Tambs K, Borchgrevink HM, Hoffmann HJ (2005) Otoacoustic emissions in the general adult population of Nord-Trøndelag, Norway: III. Relationships with pure-tone hearing thresholds. Int J Audiol 44: 15-23

Europäischer Konsens zum Neugeborenen-Hörscreening (1998) Verabschiedet auf der *European Consensus Development Conference on Neonatal Hearing Screening*, Mailand. GEERS-Stiftung, Schriftenreihe Bd. 12, 212

McFadden D, Pasanen G (1999) Spontaneous otoacoustic emissions in heterosexuals, homosexuals, and bisexuals. J Acoust Soc Am 105(4): 2403-13

Federspil P (1994) Toxische Schäden des Innenores. In: Naumann HH, Helms J, Herberhold C, Kastenbauer E (Hrsg.) Oto-Rhino-Laryngologie in Klinik und Praxis. Bd. 1 Ohr. Thieme Stuttgart New York, 782-96

Flock Å, Flock B, Ulfendahl M (1986) Mechanisms of movement in outer hair cells and a possible structural basis. Arch Otorhinolaryngol 243: 83-90

Foerst A, Beutner D, Lang-Roth R, Hüttenbrink KB, von Wedel H, Walger W (2006) Prevalence of auditory neuropathy/synaptopathy in a population of children with profound hearing loss. Int J Pediatr Otorhinolaryngol 70(8): 1415-22

Gates GA, Mills D, Nam BH, D'Agostino R, Rubel EW (2002) Effects of age on the distortion product otoacoustic emission growth functions. Hear Res 163: 53-60

Gorga MP, Neely ST, Bergman B, Beauchaine KL, Kaminski JR, Peters J, Jesteadt W (1993) Otoacoustic emissions from normal-hearing and hearing-impaired subjects: Distortion product responses. J Acoust Soc Am 93: 2050-60

Gorga MP, Neely ST, Bergman BM, Beauchaine KL, Kaminski JR, Peters J, Schulte L, Jesteadt W (1993) A comparison of transient-evoked and distortion product otoacoustic emissions in normal-hearing and hearing-impaired subjects. J Acoust Soc Am 94: 2639-48

Gorga MP, Neely ST, Dorn PA, Brenda MH (2003) Further efforts to predict pure-tone thresholds from the distortion product otoacoustic emission input/ouput functions. J Acoust Soc Am 113: 3275-84

Gouveris H, Mann W (2004) Increased amplitudes of distortion product otoacoustic emissions in patients with unilateral acoustic neuroma. ORL 66: 302-5

Gross M (2001) Sind bereits Auswirkungen des Neonatalscreenings auf den Diagnosezeitpunkt von permanenten Hörstörungen feststellbar? Kongress Neugeborenen-Hörscreening, Hannover. Abstractband. MHH, 26

Gross M (2005) Universal hearing screening in newborns – recommendations for organizing and conducting universal hearing screening for congenital hearing loss in Germany. Laryngo-Rhino-Otol 84: 801-8

Guneri EA, Serbetcioglu B, Ikiz AO, Guneri A, Ceryan K (2001) TEOAE monitoring of Cisplatin induced ototoxicity in guinea pigs: the protective effect of vitamin B treatment. Auris Nasus Larynx 28: 9-14

Hall JW 3rd, Smith SD, Popelka GR (2004) Newborn hearing screening with combined otoacoustic emissions and auditory brainstem responses. J Am Acad Audiol 15: 414-25

Halsey K, Skjonsberg A, Ulfendahl M, Dolan DF (2005) Efferent-mediated adaptation of the DPOAE as a predictor of aminoglycoside toxicity. Hear Res 201: 99-108

Harris FP, Probst R, Wenger R (1991) Repeatability of transiently evoked otoacoustic emissions in normally hearing humans. Audiology 30: 135-41

Harrison WA, Norton SJ (1999) Characteristics of transient evoked otoacoustic emissions in normal-hearing and hearing-impaired children. Ear Hear 20(1): 75-86

Hauser R, Probst R, Harris FP (1993) Effects of atmospheric pressure variation on spontaneous, transiently evoked, and distortion product otoacoustic emissions in normal human ears. Hear Res 69: 133-45

Hazell JWP (1984) Spontaneous cochlear acoustic emissions and tinnitus: Clinical experience in the tinnitus patient. J Laryngol Otol Suppl 9: 106-10

Hatzopoulos S, Petruccelli J, Laurell G, Avan P, Finesso M, Martini A (2002) Ototoxic effects of cisplatin in a Sprague-Dawley rat animal model as revealed by ABR and transiently evoked otoacoustic emission measurements. Hear Res 170: 70-82

He NJ, Schmiedt RA (1993) Fine structure of the 2f1-f2 acoustic distortion product: Changes with primary level. J Acoust Soc Am 94: 2659-69

Heinemann M, Bohnert A (2000) Hörscreening bei Neugeborenen. Vergleichende Untersuchungen und Kostenanalysen mit verschiedenen Geräten. Laryngo-Rhino-Otol 79: 453-8

Heitmann J, Waldmann B, Plinkert PK (1996) Limitations in the use of distortion product otoacoustic emissions in objective audiometry as the result of fine structure. Eur Arch Otorhinolaryngol 253: 167-71

Heitmann J, Waldmann B, Schnitzler HU, Plinkert PK, Zenner HP (1998) Suppression of distortion product otoacoustic emissions (DPOAE) near 2f1-f2 removes DP-gram fine structure – Evidence for a secondary generator. J Acoust Soc Am 103: 1527-31

Helge T, Werle E, Barnick M, Wegner C, Ruhe B, Aust G, Rossi R (2005) Sequenzielles Neugeborenen-Hörscreening (TEOAE/AABR) reduziert Recall-Rate. Erfahrungen in einem Berliner Perinatalzentrum. HNO 53: 655-60

Henke KD, Huber M (1998) Neonatales Hörscreening – Gesundheitspolitische Konsequenzen. In: Hören und Entwicklung: Risikoerkennung beim Neugeborenen. Ein Leitfaden der Stiftung für das behinderte Kind zur Vorsorge und Früherkennung. Medizinische Verlagsgesellschaft Umwelt und Medizin Frankfurt /Main

Hinz M, von Wedel H (1984) Otoakustische Emissionen bei Patienten mit Hörsturz. Arch Oto-Rhino-Laryngol Suppl II: 128-30

Hirschfelder A, Goßow-Müller-Hohenstein E, Hensel J, Scholz G, Mrowinski D (2005) Diagnostik des endolymphatischen Hydrops mit tieftonmodulierten DPOAE. HNO 53: 612-7

Hof JR, Anteunis LJC, Chenault MN, van Dijk P (2005) Otoacoustic emissions at compensated middle ear pressure in children. Int J Audiol 44: 317-20

Hofstetter P, Ding D, Powers N, Salvi RJ (1997) Quantitative relationship of carboplatin dose to magnitude of inner and outer hair cell loss and the reduction in distortion product otoacoustic emission amplitude in chinchillas. Hear Res 112: 199-215

Hoth S (1995) Zusammenhang zwischen EOAE-Parametern und Hörverlust. Audiol Akust 34: 20-9

Hoth S (1996) Der Einfluss von Innenohrhörstörungen auf verzögerte otoakustische Emissionen (TEOAE) und Distorsionsprodukte (DPOAE). Laryngol Rhinol Otol 75: 709-18

Hoth S (2000) Objektivierung von Erholungsvorgängen nach einem Hörsturz. Z Audiol Suppl III: 62-6

Hoth S (2002) Korrelation zwischen Tonaudiogramm und Frequenzabhängigkeit der otoakustischen Emissionen. DGA 5. Jahrestagung Zürich Tagungs-CD

Hoth S (2003) Warum sind TEOAE und DPOAE gegenüber cochleären Funktionsdefiziten unterschiedlich empfindlich? Z Audiol 42: 48-50

Hoth S (2005a) On a possible prognostic value of otoacoustic emissions. A study on patients with sudden hearing loss. Eur Arch Otorhinolaryngol 262: 217-24

Hoth S (2005b) Die Rekonstruktion der Hörschwelle aus den otoakustischen Distorsionsprodukten: Ein Vergleich verschiedener Ansätze. Z Audiol 44(3): 120-33

Hoth S (2005c) Nachweis des endolymphatischen Hydrops. HNO 53(7): 597-9

Hoth S, Bönnhoff S (1993) Klinische Anwendung der transitorisch evozierten otoakustischen Emissionen zur therapiebegleitenden Verlaufskontrolle. HNO 41: 135-45

Hoth S, Gudmundsdottir K (2006) Die Altersabhängigkeit der otoakustischen Emissionen – eine retrospektive Studie an über 10000 Ohren. DGA 9. Jahrestagung Köln Tagungs-CD

Hoth S, Heppt W, Finckh M (1994) Verhalten der evozierten otoakustischen Emissionen bei retrocochleären Hörstörungen. Otorhinolaryngol Nova 4: 128-34

Hoth S, Lenarz T (1997) Otoakustische Emissionen – Grundlagen und Anwendung. 2. Auflage Thieme, Stuttgart

Hoth S, Lochmann H (1998) Dual Response Audiometry: A time-saving technique for enhanced objective auditory assessment. Audiology 38: 235-40

Hoth S, Polzer M (2006) Qualität in Zahlen. Signalnachweis in der objektiven Audiometrie. Z Audiol 45(3): 88-98

Hoth S, Polzer M, Neumann K, Plinkert P (2006) Improvement of TEOAE detection by optimization of recording mode and time window. Int J Audiol (submitted 18 July 2006)

Hoth S, Weber F (2001) The latency of evoked otoacoustic emissions: Its relation to hearing loss and auditory evoked potenzials. Scand Audiol 30: 173-83

Hotz MA, Probst R, Harris FP, Hauser R (1993) Monitoring the effects of noise exposure using transiently evoked otoacoustic emissions. Acta Otolaryngol (Stockh) 113: 478-82

Hussain DM, Gorga MP, Neely MP, Keefe DH, Peters J (1998) Transient evoked otoacoustic emissions in patients with normal hearing and in patients with hearing loss. Ear Hear 19: 434-49

Janssen T (1999) Möglichkeiten der DPOAE zur objektiven und quantitativen Erfassung von Funktionsstörungen des cochleären Verstärkers. Z Audiol 38: 136-44

Janssen T (2005) Diagnostik des cochleären Verstärkers mit DPOAE-Wachstumsfunktionen. HNO 53: 121-33

Janssen T, Arnold W (1995) Otoakustische Emissionen und Tinnitus: DPOAE, eine Messmethode zum objektiven Nachweis des auf der Ebene der äußeren Haarzellen entstehenden Tinnitus? Otorhinolaryngol Nova 5: 127-41

Janssen T, Kummer P, Arnold W (1998) Growth behavior of the 2f1-f2 distortion product otoacoustic emission in tinnitus. J Acoust Soc Am 103: 3418-30

Johnson JL, White KR, Widen JE, Gravel J, James M, Kennalley T, Maxon AB, Spivak L, Sullivan-Mahoney M, Vohr B, Weirather Y, Holstrum W (2005). A multicenter evaluation of how many infants with permanent hearing loss pass a two-stage otoacoustic emissions/automated auditory brainstem response hearing screening protocol. Pediatrics 116: 663-72

Joint Committee on Infant Hearing (1994) Position Statement. ASHA 2: 27-33

Joint Committee on Infant Hearing (2000) Year 2000 Position Statement: Principles and guidelines for early hearing detection and intervention programs. Am J Audiol 9: 9-29

Kemp DT (1978) Stimulated acoustic emissions from within the human auditory system. J Acoust Soc Am 64: 1386-91

Kemp DT, Ryan S, Bray P (1990) A guide to the effective use of otoacoustic emissions. Ear Hear 11: 93-105

Khairi MD, Din S, Shahid H, Normastura AR (2005) Hearing screening of infants in Neonatal Unit, Hospital Universiti Sains Malaysia using transient evoked otoacoustic emissions. J Laryngol Otol 119: 678-83

Kimberley BP, Brown DK, Eggermont JJ (1993) Measuring human cochlear traveling wave delay using distortion product emission phase responses. J Acoust Soc Am 94: 1343-50

Klinke R (1999) Hören lernen: Die Notwendigkeit frühkindlicher Hörerfahrungen. Sozialpädiatrie, Kinder- und Jugendheilkunde 21(9-10): 330-9

Klinke R, Kral A, Hartmann R (2001) Sprachanbahnung über elektronische Ohren – So früh wie möglich. Dtsch Arztebl 98(46): A3049-53

Kok MR, van Zanten GA, Brocaar MP (1992) Growth of evoked otoacoustic emissions during the first days postpartum. Audiology 31: 140-9

Korres SG, Balatsouras DG, Gkoritsa E, Eliopoulos P, Rallis E, Ferekidis E (2006) Success rate of newborn and follow-up screening of hearing using otoacoustic emissions. Int J Pediatr Otorhinolaryngol 70: 1039-43

Korres S, Nikolopoulos TP, Komkotou V, Balatsouras D, Kandiloros D, Constantinou D, Ferekidis E (2005b) Newborn hearing screening: Effectiveness, importance of high-risk factors, and characteristics of infants in the neonatal intensive care unit and well-baby nursery. Otol Neurotol 26: 1186-90

Kummer P, Janssen T, Arnold W (1998) The level and growth behavior of the 2f1-f2 distortion product otoacoustic emission and its relationship to auditory sensitivity in normal hearing and cochlear hearing loss. J Acoust Soc Am 103: 3431-44

Kummer P, Janssen T, Hulin P, Arnold W (2000) Optimal L1-L2 primary tone level separation remains independent of test frequency in humans. Hearing Research 146: 47-56

Lind O (1996) Transient-evoked otoacoustic emissions and kontralateral suppression in patients with unilateral tinnitus. Scand Audiol 25: 167-72

Lonsbury-Martin BL, Cutler WM, Martin GK (1991) Evidence for the influence of aging on distortion-product otoacoustic emissions in humans. J Acoust Soc Am 89: 1749-59

Lucertini M, Moleti A, Sisto R (2002) On the detection of early cochlear damage by otoacoustic emission analysis. J Acoust Soc Am 111: 972-8

Lutz H, Lenarz T, Weidauer H, Federspil P, Hoth S (1991) Ototoxicity of Vancomycin: An Experimental Study in Guinea Pigs. ORL 53: 273-8

Madden C, Rutter M, Hilbert L, Greinwald JH Jr, Choo DI (2002) Clinical and audiological features in auditory neuropathy. Arch Otolaryngol Head Neck Surg 128: 1026-30

Mahoney CFO, Kemp DT (1995) Distortion product otoacoustic emissions delay measurement in human ears. J Acoust Soc Am 97: 3721-35

Maison S, Micheyl C, Collet L (2001) Influence of focused auditory attention on cochlear activity in humans. Psychophysiol 38: 35-40

Mathis A, De Min N, Arnold W (1991) Transitorisch-evozierte otoakustische Emissionen (TEOAE) bei isoliertem Hochton-, Tiefton- bzw. Mitteltongehör. HNO 39: 55-60

Mauermann M, Kollmeier B (2004) Distortion product otoacoustic emissions (DPOAE) input/output functions and the influence of the second DPOAE source. J Acoust Soc Am 116: 2199-212

Mauermann M, Uppenkamp S, Kollmeier B (1997) Periodizität und Pegelabhängigkeit der spektralen Feinstruktur von Verzerrungsprodukt-Emissionen. Audiol Akust 36: 92-104

McDowell B, Davis S, Forge A (1989) The effect of gentamicin-induced hair cell loss on the tight junctions of the reticular lamina. Hear Res 40: 221-32

Micheyl C, Khalfa S, Perrot X, Collet L (1997) Difference in cochlear efferent activity between musicians and non-musicians. NeuroReport 8: 1047-50

Migirov L, Himmelfarb M (2003) Methodology for studying the effects of topically applied ear drops on otoacoustic emissions in guinea pigs. J Laryngol Otol 117: 696-9

Miller JAL, Marshall L, Heller LM (2004) A longitudinal study of changes in evoked otoacoustic emissions and pure-tone thresholds as measured in a hearing conservation program. Int J Audiol 43: 307-22

Moleti A, Sisto R (2003) Objective estimates of cochlear tuning by otoacoustic emission analysis. J Acoust Soc Am 113: 423-9

Nakamura M, Yamasoba T, Kaga K (1997) Changes in otoacoustic emissions in patients with idiopathic sudden deafness. Audiology 36: 121-35

Neumann K (2002) Universelles Neugeborenen-Hörscreening: Das Hessische Modell. GEERS HörBericht 71

Neumann K, Berger R, Euler HA, Ahr A, Gall V (2004) Neugeborenen-Hörscreening-Verfahren mit frühen akustisch evozierten Potenzialen. Z Audiol 43: 10-21

Neumann K, Biecker EM, Gall V (2003) OAE-AABR-Kombinations-Hörscreening-Verfahren. DGA 6. Jahrestagung Würzburg Tagungs-CD

Neumann K, Böttcher P, Bruse M, Spormann-Lagodzinski M, Gross M (2006b) The Situation of a Newborn Hearing Screening in Germany. Paper presented at the NHS Conference 2006. Beyond Newborn Hearing Screening: Infant and Childhood Hearing in Science and Clinical Practice. Cernobbio, Italy, May 31-June 3, 2006, Book of abstracts, 181

Neumann K, Dettmer G, Euler HA, Giebel A, Gross M, Hoth S, Lattermann C, Montgomery J (2006) Auditory status of persons with intellectual disability at the Special Olympic Games. Int J Audiol 45: 83-90

Neumann K, Gross M, Böttcher P, Euler HA, Spormann-Lagodzinski M, Polzer M (2006a) Effectiveness and efficiency of a universal newborn hearing screening in Germany. Folia phoniatr logop 384 (in press)

Neumann K, Spitzlei V, Müller S, Euler HA (2002) Phoniatrisch-pädaudiologische Voraussetzungen für ein Follow-up im Rahmen eines flächendeckenden Neugeborenen-Hörscreenings in Deutschland. Pediatrics and related topics 41: 511-21

Neumann K, Gall V, Berger R (2001) Newborn Hearing Screening in Hessen, Germany - A pilot project. International Journal of Pediatrics 16: 109-16

Ngo RY, Tan HK, Balakrishnan A, Lim SB, Lazaroo DT (2006) Auditory neuropathy / auditory dys-synchrony detected by universal newborn hearing screening. Int J Pediatr Otorhinolaryngo 13 [Epub ahead of print]

NIH Consensus Statement (1993) Early identification of hearing impairment in infants and young children. NIH Consensus Statement 1993 Mar 1-3; 11(1): 1-24

Norton SJ, Gorga MP, Widen JE, Folsom RC, Sininger Y, Cone-Wesson B, Vohr BR, Fletcher KA (2000) Identification of neonatal hearing impairment: summary and recommendations. Ear Hear 21: 529-35

Nubel K, Kabudwand E, Scholz G, Mrowinski D (1995) Diagnostik des endolymphatischen Hydrops mit tieftonmaskierten otoakustischen Emissionen. Laryngol Rhinol Otol 74: 651-6

Oeken J, Lenk A, Bootz F (1999) Einfluss der Presbyakusis auf Distorsionsprodukte otoakustischer Emissionen (DPOAE). Z Audiol Suppl II: 136-7

Oeken J, Lenk A, Bootz F (2000) Influence of age and presbyacusis on DPOAE. Acta Otolaryngol 120: 396-403

Oudesluys-Murphy AM, van Straaten HL, Bholasingh R. van Zanten GA (1996) Neonatal hearing screening. Eur J Pediatr 155: 429-35

Perrot X, Micheyl C, Khalfa S, Collet L (1999) Stronger bilateral efferent influences on cochlear biomechanical activity in musicians than in non-musicians. Neuroscience Letters 262: 167-70

Plinkert PK, Bootz F, Voßieck T (1994) Influence of static middle ear pressure on transiently evoked otoacoustic emissions and distortion products. Eur Arch Otorhinolaryngol 251: 95-9

Plinkert PK, Gitter A, Zenner HP (1990) Tinnitus associated spontaneous otoacoustic emissions. Active outer hair cells as common origin? Acta Otolaryngol (Stockh) 110: 342-7

Plinkert PK, Heitmann J, Waldmann B (1997) „Single-generator-Distorsionsprodukte" (sgDPOAE). HNO 45: 909-14

Plinkert PK, Hemmert W, Zenner HP (1995) Methodenvergleich zur Früherkennung einer Lärmvulnerabilität des Innenohres. HNO 43: 89-97

Plinkert PK, Kröber S (1991) Früherkennung einer Cisplatin-Ototoxizität durch evozierte otoakustische Emissionen. Laryngol Rhinol Otol 70: 457-62

Plinkert PK, Lenarz T (1992) Evozierte otoakustische Emissionen und ihre Beeinflussung durch kontralaterale akustische Stimulation. Laryngol Rhinol Otol 71: 74-8

Plinkert PK, de Maddalena E (1996) Die Ableitung otoakustischer Emissionen bei der Begutachtung der chronischen Lärmschwerhörigkeit. HNO 44: 313-8

Plinkert PK, Ptok M (1994) Veränderungen von transitorisch evozierten otoakustischen Emissionen und akustischen Distorsionsprodukten bei Tubenventilationsstörungen. HNO 42: 434-40

Pohlandt F (2005) Universelles Hörscreening auf angeborene Hörstörungen bei Neugeborenen. Empfehlungen zur Organisation und Durchführung in Deutschland. Monatsschrift Kinderheilk 153: 672-8

Pouyatos B, Campo P, Lataye R (2002) Use of DPOAEs for assessing hearing loss caused by styrene in the rat. Hear Res 165: 156-64

Prieve BA, Gorga MP, Schmidt A, Neely S, Peters J, Schultes L, Jestaedt W (1993) Analysis of transient-evoked emissions in normal-hearing and hearing-impaired ears. J Acoust Soc Am 93: 3308-19

Probst R (1994) Messung otoakustischer Emissionen und Mittelohrerkrankungen. HNO 42: 602-3

Probst R, Harris FP (1997) Otoacoustic emissions. In Alford BR, Jerger J, Jenkins HA (eds) Electrophysiologic evaluation in otolaryngology. Adv Otolaryngol 53. Karger, Basel pp 182-204

Probst R, Lonsbury-Martin BL, Martin GK, Coats AC (1987) Otoacoustic emissions in ears with hearing loss. Am J Otolaryngol 8: 73-81

Pröschel U, Eysholdt U, Berg M (1994) Transitorisch evozierte otoakustische Emissionen (TEOAE) bei Patienten mit Kleinhirnbrückenwinkeltumoren. HNO 42: 229-32

Pujol R, Lavigne-Rebillard M (1992) Development of neurosensory structures in the human cochlea. Acta Otolaryngol (Stockh) 112: 259-64

Reuter G (2003) Früherkennung von kindlichen Hörstörungen. GEERS HörBericht 73

Reuter G, Bördgen F, Dressler F, Schäfer S, Hemmanouil I, Schönweiler R, Lenarz T (1998) Neugeborenenhörscreening mit dem automatisierten Messgerät Echosensor für otoakustische Emissionen. Eine vergleichende Untersuchung. HNO 46: 932-41

Robertson CM, Juzer MT, Peliowski A, Philip CE, Cheung PY (2006) Ototoxic drugs and sensorineural hearing loss following severe neonatal respiratory failure. Acta Paediatr 95 : 214-23

Robinette MS (2003) Clinical observations with evoked otoacoustic emissions at Mayo Clinic. J Am Acad Audiol 14: 213-24

Robinette MS, Glattke TJ (2001) Otoacoustic emissions: Clinical applications. 2nd edition. Thieme, New York

Rouillon I, Marcolla A, Roux I, Marlin S, Feldmann D, Couderc R, Jonard L, Petit C, Denoyelle F, Garabedian EN, Loundon N (2005) Results of cochlear implantation in two children with mutations in the OTOF gene. Int J Pediatr Otorhinolaryngol 11 [Epub ahead of print]

Ryan S, Kemp DT, Hinchcliffe R (1991) The influence of kontralateral acoustic stimulation on click-evoked otoacoustic emissions in humans. British J Audiol 25: 391-7

Salvi RJ, Ding D, Wang J, Jiang HY (2000) A review of the effects of selective inner hair cell lesions on distortion product otoacoustic emissions, cochlear function and auditory evoked potenzials. Noise Health 2: 9-26

Schacht J, Weiner N (1986) Aminoglycoside-induced hearing loss: A molecular hypothesis. J Oto-Rhino-Laryngol 48: 116-23

Schmidt CM, Bartholomaus E, Deuster D, Heinecke A, Dinnesen AG (2006) Die „Münsteraner Klassifikation". Eine neue Einteilung der Hochtonschwerhörigkeit nach Cisplatingabe. HNO 54 [Epub ahead of print]

Schmuziger N, Hauser R, Probst R (1998) Zur diagnostischen Wertigkeit otoakustischer Emissionen. HNO 46: 769-76 und 828-37

Schmuziger N, Probst R, Smurzynski J (2005) Otoacoustic emissions and extended high-frequency hearing sensitivity in young adults. In J Audiol 44: 24-30

Schmuziger N, Lodwig A, Probst R (2006) Influence of artifacts and pass/refer criteria on otoacoustic emission hearing screening. Int J Audiol 45: 67-73

Schöler C, Schönweiler R, Ptok M (1997) Transitorisch evozierte und Distorsionsprodukte otoakustischer Emissionen bei fehlenden akustisch-evozierten Potenzialen. HNO 45: 1008-15

Scholz G, Hirschfelder A, Marquardt T, Hensel J, Mrowinski D (1999) Low-frequency modulation of the 2f1–f2 distortion product otoacoustic emissions in the human ear. Hear Res 130: 189-96

Shaia WT, Shapiro SM, Spencer RF (2005) The jaundiced gunn rat model of auditory neuropathy/dyssynchrony. Laryngoscope 115: 2167-73

Shehata-Dieler WE, Dieler R, Teichert K, Moser LM (1999) Intra- und interindividuelle Variabilität akustisch evozierter otoakustischer Emissionen. I. Distorsionsprodukt-Emissionen. Laryngo-Rhino-Otol 78: 339-44

Sininger Y (2002) Auditory Neuropathy in infants: Implications on early hearing detection and intervention programs. Audiology Today, Special issue: 16-21

Sininger YS, Trautwein P (2002) Electrical stimulation of the auditory nerve via cochlear implants in patients with auditory neuropathy. Ann Otol Rhinol Laryngol Suppl 189: 29-31

Sisto R, Moleti A (2002) On the frequency dependence of the otoacoustic latency in hypoacoustic ears. J Acoust Soc Am 111: 297-308

Starr A, Picton TW, Sininger Y, Hood LJ, Berlin CI (1996) Auditory neuropathy. Brain 119: 741-53

Starr A, Sininger YS, Pratt H (2000) The varieties of auditory neuropathy. J Basic Clin Physiol Pharmacol 11: 215-30

Starr A, Sininger Y, Winter M, Derebery MJ, Oba S, Michalewski HJ (1998) Transient deafness due to temperature-sensitive auditory neuropathy. Ear Hear 19: 169-79

Starr A, Sininger Y, Nguyen T, Michalewski HJ, Oba S, Abdala C (2001) Cochlear receptor (microphonic and summating potenzials, otoacoustic emissions) and auditory pathway (auditory brain stem potenzials) activity in auditory neuropathy. Ear Hear 22: 91-9

Stavroulaki P, Vossinakis IC, Dinopoulou D, Doudounakis S, Adamopoulos G, Apostolopoulos N (2002) Otoacoustic emissions for monitoring aminoglycoside-induced ototoxicity in children with cystic fibrosis. Arch Otolaryngol Head Neck Surg 128: 150-5

Stürzebecher E, Cebulla M, Waldmann B (1998) Objektive TEOAE-Erkennung als Grundlage für ein Hörscreening bei Neugeborenen und Kleinkindern. HNO 46: 379

Sziklai I, Tóth T, Zimmermann U (2003) Auswirkungen der Hörforschung auf die klinische Arbeit. HNO 51: 456-61

Talmadge CL, Long GR, Tubis A, Dhar S (1999) Experimental confirmation of the two-source interference model for the fine structure of distortion product otoacoustic emissions. J Acoust Soc Am 105: 275-92

Trautwein PG, Sininger YS, Nelson R (2000) Cochlear implantation of auditory neuropathy. J Am Acad Audiol 11: 309-15

Uppenkamp S, Kollmeier B, Eysholdt U (1990) Evozierte otoakustische Emissionen bei Tinnituspatienten. Audiol Akustik 29: 148-61

Varga R, Avenarius MR, Kelley PM, Keats BJ, Hood LJ, Berlin CI, Morlet TG, Brashears SM, Starr A, Cohn ES, Smith RJ, Kimberling WJ (2005) OTOF mutations revealed by genetic analysis of hearing loss families including a potenzial temperature-sensitive auditory neuropathy allele. J Med Genet Dec 21 [Epub ahead of print]

Wagner W, Plinkert PK (1999) The relationship between auditory threshold and evoked otoacoustic emissions. Eur Arch Otorhinolaryngol 256: 177-88

Waldmann B, Heitmann J, Plinkert PK (1997) "Single generator"-Distorsionsprodukte (sgDPOAE): Entwicklung eines neuen

Präzisionsmesssystems. Audiol Akust 36: 22-31

Walger M (2000) Hörstörungen und Hörbahnreifung – Über die Bedeutung der Früherkennung und Therapie kindlicher Hörstörungen. GEERS HörBericht 67

Wecker H, Laubert A (2004) Reversible Hörminderung bei akuter Salicylatintoxikation. HNO 52: 347-51

Welzl-Müller K (1998) Neugeborenen-Hörscreening: Siebtest nach Hörstörungen bei Neugeborenen. HNO 46: 704-7

Welzl-Müller K, Nekahm-Heis D, Stephan K (2003) Neugeborenen-Hörscreening. Z Audiol 42(4): 148-59

Welzl-Müller K, Stephan K, Kronthaler M (1993) Transitorisch evozierte otoakustische Emissionen bei Schalleitungsstörungen. Otorhinolaryngol Nova 3: 118-21

White KR, Vohr BR, Meyer S, Widen JE, Johnson JL, Gravel JS, James M, Kennalley T, Maxon AB, Spivak L, Sullivan-Mahoney M, Weirather Y (2005) A multisite study to examine the efficacy of the otoacoustic emission/automated auditory brainstem response newborn hearing screening protocol: Research design and results of the study. Am J Audiol 14: S186-99

Whitehead ML, Stagner BB, McCoy MJ, Lonsbury-Martin BL, Martin GK (1995) Dependence of distortion-product otoacoustic emissions on primary levels in normal and impaired ears. II Asymmetry in L1, L2 space. J Acoust Soc Am 97: 2359-77

WHO (1995) Forty-Eighth World Health Assembly WHA 48.9, Agenda 18.2, 22 May 1995

Wilson JP (1986) Otoacoustic emissions and tinnitus. Scand Audiol Suppl 25: 109-19

Wroblewska-Seniuk K, Chojnacka K, Pucher B, Szczapa J, Gadzinowski J, Grzegorowski M (2005) The results of newborn hearing screening by means of transient evoked otoacoustic emissions. Int J Pediatr Otorhinolaryngol 69: 1351-7

Yang LP, Young ST, Kuo TS (2003) Combination of derived non-linear and linear methods to increase the reproducibility of transiently evoked otoacoustic emissions. Int J Audiol 42: 331-8

Yoshinaga-Itano C, Sedey AL, Coulter DK, Mehl AL (1998) Language of early- and later-identified children with hearing loss. Pediatrics 102: 1161-71

Zeng FG, Oba S, Garde S, Sininger Y, Starr A (1999) Temporal and speech processing deficits in auditory neuropathy. Neuroreport 10: 3429-35

Zenner HP (1986) Aktive Bewegungen von Haarzellen: Ein neuer Mechanismus beim Hörvorgang. HNO 34: 133-8

Zenner HP, Ernst A (1993) Cochlear-motor, transduction and signal-transfer tinnitus: models for three types of cochlear tinnitus. Eur Arch Otorhinolaryngol 249: 447-54

Zenner HP, Gitter AH, Rudert M, Ernst A (1992) Stiffness, compliance, elasticity and force generation of outer hair cells. Acta Otolaryngol (Stockh) 112: 248-53

Zenner HP, Schacht J (1986) Hörverlust durch Aminoglycosid-Antibiotika: Angriff am Membranbaustein PIP_2 in äußeren Haarzellen als Wirkungsmechanismus. HNO 34: 417-23

Zotos M (2004) Auditory Neuropathy / Dys-Synchrony: Unusual Cases. International Conference on Newborn Hearing Screening, Como, May 27-29 2004, Book of abstracts, 59

Zheng J, Ren T, Parthasarathi A, Nuttall AL (2001) Quinine-induced alterations of electrically evoked otoacoustic emissions and cochlear potenzials in guinea pigs. Hear Res 154: 124-34

Zorowka P, Schmitt HJ, Eckel HE, Lippert KL, Schonberger W, Merz E (1993) Serial measurements of transient evoked otoacoustic emissions (TEOAEs) in healthy newborns and in newborns with perinatal infection. Int J Pediatr Otorhinolaryngol 27: 245-54

Zhuravskii SG, Lopotko AI, Tomson VV, Ivanov AG, Chomskii AN, Nurskii KV (2002) Protective effect of calcium channel blocker verapamil on morphological and functional state of hair cells of the organ of corti in experimental kanamycin-induced ototoxicity. Bull Exp Biol Med 133: 404-7

Register

E

F

G

H

T

V

W

Z